想・要・無・毒・一・身・輕

護好腸

預防大腸癌、直腸癌，你一定要懂的保健腸識！

健康從裡美到外！

U0026010

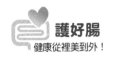
護好腸
健康從裡美到外!

目錄

護好腸,健康從裡美到外!

想要無毒一身輕,預防大腸癌、直腸癌,你一定要懂的保健腸識!

審訂推薦序
腸保安康,從腸計議　　　　　　　　　　陳邦基　　8

審訂推薦序
閱讀本書,
從中獲得腸道的飲食與作息保養訣竅　　邱正堂　　13

出版序
護好腸,先了解正確的保健「腸」識!　　姚思遠　　14

編輯後記
為自己打造黃金級健康腸道!　　　　　　葉雅馨　　167

前言
想無毒一身輕,你要懂的「腸」識　　　　　　　　16

Chapter 1　腸道乾淨的好處

隨著飲食西化、精緻化，加上身處高壓的環境，現代人腸道疾病愈來愈普遍，究竟有哪些常見的大腸問題，我們該注意？

身體從裡美到外，腸道乾淨是關鍵　　　　　　　　　　22

守護全家人的腸道：成人與小孩各有哪些常見的大腸問題？　26

1 分鐘認識你的第二腦　　　　　　　　　　　　　　36

遠離 3 個常見的腸道小毛病：脹氣、腸躁、潰瘍聰明解　40

Chapter 2　如何揪出大腸癌

想知道自己有無大腸癌？5 大篩檢法該怎麼選擇？檢查前又要注意什麼？

5 種人是大腸癌的高危險群　　　　　　　　　　　50

揪出大腸癌，篩檢該做哪一種？　　　　　　　　　52

有大腸息肉，怎麼防大腸癌　　　　　　　　　　57

Chapter 3　從便便就能看出腸道健康

3 天沒排便，是便祕嗎？這樣是否累積過多宿便，讓腸道充滿毒素？到底怎樣的排便頻率最健康？如何從便便的外觀看懂健康問題？

關於排便，你想搞懂的「腸」見問題　　　　　　　66

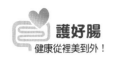
排便不順？5分鐘鮮榨蔬果汁，幫你「整腸」　　　71

喝花茶，解便祕？　　　74

從便便，看懂腸胃的健康　　　77

Chapter 4　中醫教你養好腸的方法

想養好腸，中醫告訴你該注意哪些飲食；此外，也教你透過按摩穴道、敲打結腸的方式，提升腸胃健康。

腸子不聽話，中醫如何安撫？　　　80

常拉肚子或便祕？中醫教你如何養好腸　　　85

「按」出腸道健康　　　92

Chapter 5　吃對食物顧好腸

想要腸道健康，吃對食物很重要，別再費心尋覓腸道保養品，本單元告訴你6大顧好腸的食物。

膳食纖維、益生菌，打造黃金級健康腸道　　　98

吃對6大好食物，腸道好人不老　　　106

Chapter 6　想腸保健康、輕鬆排毒就該這樣做

如果腸道保持年輕，皮膚會顯得亮麗有光澤。其次，因吸收力好，排便正常，不會累積毒素，本單元將破除錯誤觀念，教你正確「腸道回春術」！

破除迷思，腸道回春才有力 112

5 祕訣天天做，就能擁有好腸道 123

Chapter 7 食安風暴下
自保要懂的用油知識

黑心油連環爆，自己榨豬油真的最安全？植物油好，還是調和油好？本篇教你認識油、吃對油、用對油，食得安心！

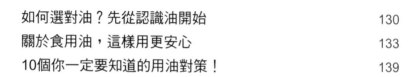

如何選對油？先從認識油開始 130

關於食用油，這樣用更安心 133

10個你一定要知道的用油對策！ 139

Chapter 8 分清偽食物，腸道無負擔

食安問題層出不窮，到底什麼才是健康的食物？本篇教你揪出偽食物，讓你吃得安心，吃得健康！

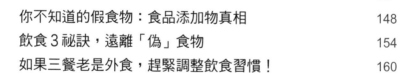

你不知道的假食物：食品添加物真相 148

飲食 3 祕訣，遠離「偽」食物 154

如果三餐老是外食，趕緊調整飲食習慣！ 160

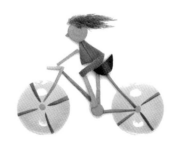

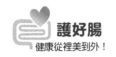

護好腸
健康從裡美到外！

審訂推薦序

腸保安康，從腸計議

文／陳邦基（林口長庚醫院胃腸科教授、顧問醫師）

　　欣聞《大家健康》雜誌，繼《養好胃，身體自然變年輕！》之出版頗受佳評後，姊妹書《護好腸，健康從裡美到外！》一書亦將問世。對於重視胃腸保健養生的讀者們，真是大好消息。從此不僅能「養好胃」，也能「護好腸」了。

　　人體腸道包括小腸（6～7公尺長）及大腸（1.2～1.5公尺）。生理機能包括分泌消化液、消化吸收代謝、糞便排泄作用、防護免疫作用（人體70％免疫細胞存在腸道）。腸道住滿浩瀚巨量的微生物，包括細菌、病毒、黴菌、原蟲、寄生蟲。單就細菌而言，數量就高達百兆以上，種類

千百種，重量在一公斤之上。腸道細菌對人而言，有好（益菌、共生菌，占10～20％），有壞（害菌、致病菌，占20％）及不好不壞也可變好或變壞的中間菌（伺機菌、中性菌，占60～70％）。

好菌的發酵作用，對人有利。壞菌的腐敗作用，會產生毒性代謝物，有惡臭，引人致病、老化、甚至癌變。中間菌則視何者占上風而靠攏變成好菌或壞菌，故有條件致病菌之稱。

健康時，腸道共生菌與人體和平相處、共生互利。一旦菌群生態失衡（dysbiosis），害菌壓過益菌，會導致宿主發炎，生病。腸道菌與腸、腦形成「菌─腸─腦軸」，調控全身之神經傳導、內分泌、生理代謝免疫功能，因而與全身各種疾病皆有關聯。

能夠改善腸道微生物群（gut microbiota），產生對人體有利作用者，包括：

1. 益生菌（probiotics）：以乳酸菌為代表，含乳酸桿菌、雙

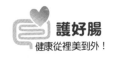
歧桿菌、酵母菌、腸球菌、鏈球菌等。屬於適量補充有益宿主健康之微生物。

2. 益菌生（prebiotics 益生元、益菌素）：含寡糖、膳食纖維（水溶性及非水溶性）、部分中草藥。透過飲食補充，可增加腸內益菌生長，具養菌作用。尤其寡糖，有利好菌生長。

3. 合生元（synbiotics）：指益生菌和益菌生的組合製劑，可發揮益生菌的活性，又可選擇性地增加菌種數量，使益生菌作用更顯著持久。

4. 益生素（biogenics）：為萃取多種共生乳酸菌分泌物及菌體物質成分之製劑。

5. 益生源素（probiogenics）：指兼具合生元及益生素作用者。

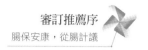

　　腸道保健調養之道,包括:

1. 飲食:宜多素少葷,因益菌是素食者,而害菌多葷食者。
   日食三蔬二果,細嚼慢嚥,七分飽,因食物酵素不耐熱,
   可生熟各半。

2. 改善腸道機能:可補充益生菌、酵素、植化素。每日喝水
   1500西西以上,排便1～2次(每星期不少於3次),充分
   休息及睡眠(日睡6～7小時,晚上11點後關燈入睡,午
   睡不超過半小時)。運動方面,每日步行千萬步。注意保
   暖,維持體溫36.5～37.5度之間,不濫用藥物。

3. 提升免疫力:知足常樂,笑口常開,心存善念與感恩,正
   面思考,自然紓壓。

4. 營養充足:七大營養素要均衡攝取,食物以少量、多樣,
   少加工食品,在地、當季、新鮮為考量。

可從糞便及腸氣（屁）兩方面來判定腸道是否健康。正常便便含七八成水分，軟硬適中，呈香蕉或牙膏狀，金黃色或褐土黃色。每日200公克，一次排出2～3條，可在2～10分鐘內排完。每週最好不少於3次排便，而腸氣則每天排出5～10次。若腸氣有臭味，是壞菌腐敗後產生之氣體，多食葷食後常會出現，建議多素少葷。

本書針對腸道功能，各種機能性及器質性病變，做了介紹，也有從營養學及中醫觀點來探討如何照顧腸道，值得當作常備的案頭書。如果你（妳）已有「養好胃」一書，更不能錯失「護好腸」這本好書。

審訂推薦序

閱讀本書
從中獲得腸道的飲食與作息保養訣竅

文／邱正堂（台灣小腸醫學會理事長、長庚大學醫學院、林口長庚醫院臨床教授）

《大家健康》雜誌是國內著名的專業健康雜誌，此次編輯出版《護好腸，健康從裡美到外！》一書，由醫藥記者訪問多位國內知名的腸胃專科醫師、中醫師與營養師，針對國人常見的腸道症狀與疾病，作了深入淺出且相當生活化的健康常識介紹，內容涵蓋了腸道保健及預防，相信讀者看了之後，對於腸道疾病與症狀，能有更深一層的瞭解，也能夠從中獲得相當實用的飲食與作息的保養訣竅。

腸胃健康為身體健康之本，願所有讀者都能因腸胃健康，獲得快樂、幸福、平安的人生！

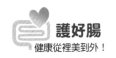

護好腸 健康從裡美到外！

（出版序）

護好腸
先了解正確的保健「腸」識！

文／姚思遠（董氏基金會執行長）

　　《大家健康》雜誌除了實體雜誌發行外，2001年亦開始有書籍的規劃出版。在保健生活的叢書上，陸續出版《與糖尿病溝通》、《做個骨氣十足的女人—骨質疏鬆全防治》、《營養師的鈣念廚房》、《灌鈣健身房》、《氣喘患者的守護》、《男人的定時炸彈—前列腺》、《當更年期遇上青春期》等健康好書。

　　2011年後，我們逐年增加書籍出版的比重，尤其與醫療保健相關的書籍，包括《用對方法，關節不痛》、《紓壓：找到工作的幸福感》、《解救身體小毛病：上班族必備的健

康小百科》、《照顧父母，這樣做才安心》、《養好胃，身體自然變年輕》、《預約膝力人生》等書，我們期望這類書籍的出版，能協助民眾瞭解各種疾病的成因及日常預防照護的知識，進而身體力行這些受用的保健常識。面對受疾病困擾的朋友，我們也特別在這類書中，介紹治療後應注意的事項及相關的醫療知識。

　　此次，我們出版新書《護好腸，健康從裡美到外！》，透過預防保健的觀點，破除一些生活習慣上的護腸迷思，了解真正該做的保健「腸」識，這樣腸道回春才有力！在飲食上，告訴讀者，如何吃對食物顧好腸！並加入中醫保健觀點，透過按摩穴道、敲打結腸的方式，提升腸胃健康！而面對一連串的食安危機，本書亦特別採訪專家，傳授如何安心用油，分清真假食物，提供自保的飲食「腸」識。

　　董氏基金會秉持用心製作每一本好書的理念，期望讀者都能因此獲得實用的知識，並進而豐富自己的身心靈。

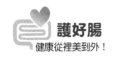
想無毒一身輕，你要懂的「腸」識

　　腸子好，能讓你從裡美到外，皮膚Q彈精神好！你有好好呵護你的腸道健康嗎？

　　俗諺「腸道顧得好，百病不來找」，人每天吃進的食物，靠腸胃替我們消化並吸收營養，因此，一般人對腸道的認識，多半停留在消化功能方面，事實上，研究發現，腸道還具有訓練免疫細胞，甚至是表達情緒的功能。而腸道健康，不僅身體免疫力好、身心愉悅，膚質更富彈性與光澤！

腸道功能 1
消化吸收

　　亞東醫院肝膽胃腸科主任李宗熙表示，腸道是消化道系

統，主要負責消化、吸收、分泌、運動功能。身體需要的營養在這裡消化、吸收，並進入血液之中，消化後的殘渣、廢物會透過大腸推進功能，從肛門排泄出去。

腸道分為小腸及大腸，食物從口腔、食道進入身體後，會先經由胃的磨碎及胃液初步消化，接著就進入小腸部位，再由空腸、迴腸所分泌的蛋白質、澱粉、脂肪酵素，加上胰液及膽汁協助，進行完全消化，最後透過小腸壁吸收所有消化後的營養成分。

腸胃在消化的過程中，可將碳水化合物轉變為小分子的單醣，蛋白質轉變為氨基酸，脂肪轉變為脂肪酸和甘油，最後再經由小腸絨毛將養分全部吸收，並透過血液輸送到全身各個器官。

小腸所吸收的養分是身體所需，不被吸收的食物殘渣，會經由小腸進入大腸，大腸有盲腸、結腸、直腸及肛門四個部分，大腸黏膜會吸收殘渣水分，經蠕動往前推送，最後形成糞便由肛門排出。

腸道功能 2
培養免疫部隊殲滅壞菌

　　人體70％的免疫細胞常駐腸道系統，任務就是殲滅病毒、細菌，不讓它們越雷池一步，以維護人體健康。

　　小腸是免疫細胞的大本營，裡面有不少淋巴結，是訓練免疫細胞的基地。臺灣內科醫學會專科醫師、國泰醫院肝臟中心主治醫師張涵郁分析，當小腸吸收養分時，會一併將好菌、壞菌吸收進入體內，所以要透過前哨戰的免疫部隊攔截及殲滅壞菌，避免腸道感染。

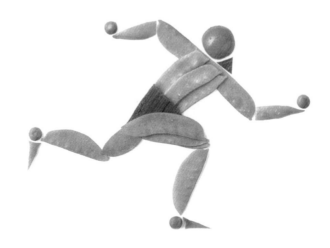

相對地，腸道的指揮系統出現紊亂時，很容易產生過敏現象，最常發生在遇事緊張、壓力大的人身上。由於免疫指揮系統出錯，造成免疫細胞不斷攻擊正常細胞，像潰瘍性大腸炎、腸躁症、克隆氏腸炎，皆屬腸道免疫系統疾病。

腸道功能 3
情緒表達，儲存心理反應

根據美國哥倫比亞大學研究腹部神經系統麥克傑森的研究，腸道擁有一億個以上的神經細胞，能夠接受腸道訊息，立即反應給大腦，有一句「Butterflies in my stomach」的英文，譯成中文是「蝴蝶在肚子裡飛舞」，很貼切的說明腸道擁有表達情緒的功能。

人一旦緊張，交感神經異常亢奮，會降低腸道活動，致使消化液分泌減少，排便不順，若長時間處於壓力狀態，腸道毛病會一一浮現，大腸激躁症是最明顯的腸道壓力症狀，就像一群蝴蝶在腸道中亂飛。

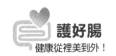
　　有說法指出人體有兩個腦，一個是位於頭部的「大腦」，一個是位於腸道的「腹腦」，當外來病毒、細菌進入身體時，神經細胞會立即向大腦發出警告訊號，於是腸胃道會出現嘔吐、痙攣或排泄作用，做最佳防護。李宗熙醫師表示，對於外在環境的刺激，腸道和大腦連結，會分泌激素進行訊息傳遞及調控消化系統功能，腸道神經系統能夠下意識儲存身體對所有心理過程的反應，且會向大腦進行傳遞。

　　張涵郁醫師指出，人們的緊張、焦慮情緒，會透過神經胜肽物質傳遞到腸道上，易引發腹痛、腹瀉、便祕等現象，建議腸道功能欠佳的人，不妨檢視一下情緒是否過於起伏，通常改善情緒後，腸胃不適會不藥而癒。

（採訪整理／梁雲芳）

Chapter 1
腸道乾淨的好處

隨著飲食西化、精緻化，加上身處高壓的環境，
現代人腸道疾病愈來愈普遍，
究竟有哪些常見的大腸問題，我們該注意？

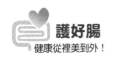
身體從裡美到外 腸道乾淨是關鍵

古人常以「腸」表現情感起伏，而有「柔腸寸斷」、「蕩氣迴腸」。腸子之於人體，如同黃河九曲，隨著蜿蜒綿長的河道，將食物送到海口而出，一旦出毛病，輕則淤堵不順，重則氾濫成災。

人們常以腸道是否乾淨，當成衡量腸道健康的重要指標，一般人甚至擔心腸道累積太多宿便會引起肚子痛、生理痛、皮膚粗糙。

通常對腸子的乾淨理解程度包含兩大部分，一是解便要解到什麼程度才算乾淨，若解便後仍覺得肚脹，是否代表沒有解乾淨？另外，宿便要怎麼排乾淨？

亞東醫院肝膽胃腸科主治醫師李宗熙表示，若從腸道運

動功能來看，腸道不可能完全乾淨，在「一天排便3次到3天排便一次間」的排便習慣，是可以接受的，並能維持腸道基本功能。

腸道乾淨好處 1
減少便祕問題

進食後，食物經過胃、小腸等消化器官的消化、吸收後，剩下的殘渣就會繼續向前推進至大腸，待水分被吸收後，形成糞便，整個過程很像推進器一樣，會將糞便一段、一段推進，一路推至直腸儲存，直到糞便逐漸充滿直腸後，感覺神經會通知大腦，產生便意，並打開肛門括約肌，排出糞便，只要腸道消化系統正常，就能排出健康便便，減少便祕問題。

腸道乾淨好處 2
降低腸道不適

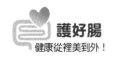

當腸道乾淨，蠕動正常，不會沉積宿便，也不會脹氣，自然能降低腸胃不適感。張涵郁醫師認為腸子乾不乾淨與吃進什麼東西有關，尤其是現代人愈來愈西化的飲食習慣及錯誤生活迷思，腸子很容易累積宿便，充滿毒素。

友善腸胃的方式是多喝水、多吃蔬果、多吃全穀雜糧，這有助糞便形成，但很多人不愛、不吃，又偏愛吃施打抗生素的肉類、含有添加物的食品，致使腸道充滿毒素，影響到正常功能；還有人害怕到外面上廁所，嫌太髒，即使便意產生，依舊忍便不上，該排出的廢物堵在肛門，愈堆愈多形成宿便。若能改善飲食習慣，多吃膳食纖維食物，多喝水，規律大便，腸道乾淨了，就能改善腸道不適。

腸道乾淨好處3
促進身心愉悅

早上起床後，喝一杯溫水，再享受一頓豐盛早餐，便意會生起，解便後，整個人很輕盈，身心愉悅。如果早上起床

像打仗，匆匆起身，大口塞進早餐，直奔學校上課或辦公室上班，每天神情緊張，沒有時間如廁，腸道系統鐵定會出問題。

國泰醫院肝臟中心主治醫師張涵郁曾遇過一名小學生，疑似盲腸炎，經轉診前來診治，問診後，發現是生活習慣不良所致，並非盲腸炎。調整飲食及如廁習慣，每天開心吃完早餐再解便，不適症狀消除，人也變得開朗。

（採訪整理／梁雲芳）

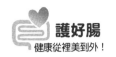

護好腸

健康從裡美到外！

守護全家人的腸道：成人與小孩各有哪些常見的大腸問題？

隨著飲食西化、精緻化，人們身處壓力中，腸道疾病愈來愈普遍，究竟成人與小孩各有哪些常見的大腸問題？

成人腸道困擾 1
年輕女性剋星──大腸激躁症

祐美每回要考試的時候，一緊張就狂拉肚子，影響自己的考試成績，但考試結束後就不藥而癒；偉強每次提重要簡報的前幾天，老覺得有便意，如廁時又上不出來，報告前卻忽然開始拉肚子，時而腹瀉、時而便祕，這種情況頻繁的發

生，讓他困擾不已。

祐美和偉強都是壓力下的大腸激躁症患者，也可說是自律神經失調，有些人會腹瀉、腹脹、腹絞痛，甚至睡到痛醒；有些人則是便祕，或因腸子蠕動不正常，時常放屁、大便細軟……，林林總總症狀不一，都是腸躁症的臨床表現，不足以致命，卻會影響生活品質。

這種因壓力衍生而來的文明病愈來愈普遍，根據統計，臺灣地區每10人就有1人有腸躁症，其中以女性族群居多，推估有120萬名女性受此困擾。

臺大醫院大腸直腸外科主任醫師梁金銅表示，腸躁症和身心症有關，且症狀因人而異。想要揮別惱人腸疾，得從生活習慣著手，正常作息，避免吃刺激物，如辣椒、咖啡、濃茶等，並少吃油炸物，多喝白開水，最重要的是「遠離壓力」。

成人腸道困擾 2

中老年人聞之色變的「大腸癌」

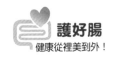

　　60歲的陳媽媽，這半年來常常臉色蒼白，肚子老覺得脹脹的，排便習慣也不正常，以前一天上個1、2次廁所，現在每天要上4、5次，有時大便混充著黏液和血，被兒女拖到醫院就診，才診斷出是大腸癌。

　　隨著國人飲食西化，高油、高糖、高鹽，少吃纖維食物，以及醫學檢查技術的進步，大腸癌發生率正節節上升。衛福部國民健康署調查發現，每年臺灣的大腸直腸癌（俗稱大腸癌）患者，會新增一萬四千名病例，已連續高居發生人數最多的十大癌症首位多年。發生率約每10萬人口中有41人得病。至於致死率，大腸癌也高居十大癌症的第三名。

　　大腸癌常發生在中老年人，很多患者社經地位較高，包括前經濟部長李達海、70年代的行政院副院長徐慶鐘、前臺灣大學教務長韓忠謀，還有歌仔戲藝人青蓉，都因大腸癌過世。

■遺傳和飲食，招徠腫瘤

大腸直腸癌起因於腸壁上皮細胞的變性與增生。梁金銅醫師表示，罹患大腸癌的因素分成內在和外在。內在因素其一為腸上皮細胞內遺傳物質的老化——臺灣大腸癌的平均發病年齡是62歲；其二是遺傳基因素質不良——大腸癌患者約5%有遺傳傾向，因此，家族中有大腸息肉或腸癌患者，50歲後需定期做大腸鏡檢查。

　　外在因素常見於飲食形態和環境污染，梁金銅醫師指出，纖維質食物攝取太少，肉類攝取太多，或食物太精緻，都會讓排泄物通過大腸的平均時間拉長，使致癌物在腸道內停留太久，增加致癌的機會。

　　一些研究報告提出，肥胖、脂肪攝取過多、體能活動量少等，都與大腸癌有關，梁金銅醫師表示，這些報告目前都還沒有定論，不過，「早期診斷，早期治療」，絕對是對抗大腸癌的最佳策略。腸癌多由息肉演變而來，切除息肉是遏止腸癌最簡單有效的方法，大腸鏡檢查後若發現息肉，可透過大腸鏡割除病灶。

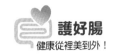
護好腸
健康從裡美到外！

■從「嗯嗯」看腸道健康

大腸癌多發生在乙狀結腸和直腸部，患部在左腹或右腹，臨床症狀不太一樣。發生在右側時，患者通常會貧血、大便潛血、排便習慣不正常；在左側時，每日排便次數增加，便便含有黏液或血液。

若癌症是在直腸或乙狀結腸，病人會有「裡急後重」症狀（想解便卻解不出），大便有點黏液，且混著血液；或排便習慣改變，常跑廁所，有些人可能原來一天上1～2次，變成一天上7～8次；其他症狀包括腹脹、腹痛、體重減輕、腹部摸到腫塊；如果出現肝腫大、腹膜炎、極度腹脹等症狀，大腸癌可能已發展到相當大的程度。

■治療時需克服排泄障礙

大腸癌除了會致命，治療過程還會影響生活品質，目前仍以手術切除為主。大腸主要吸收水分和礦物質，因此，切

除大半的大腸，對整體功能沒有重大影響，一般是切掉癌症所在的那一段腸管，但仍須做淋巴結的廓清。

直腸位於消化管末端15公分以內，如果腸癌發生在遠端直腸，即在肛門以上6～8公分以內時，須做根治性的手術，切除肛門及其周圍組織，而病人得終身仰賴開口在腹壁表面的「人工肛門」排便。

很多患者無法接受人工肛門，醫師只好保留肛門，但肛門附近的括約肌遭到破壞，病人會有大便頻率過高的情況。另外，直腸癌患者在手術後，也可能會併發排尿和性功能的障礙。

■多點穀類、纖維，遠離腸癌

腸癌的發生與飲食習慣有密切關係。台中澄清醫院中港院區院長張金堅醫師表示，穀類、高纖食物攝取較多的人，大腸癌發生機率較低，因為纖維可減少大便停留在腸道的時間，增加糞便體積，並稀釋膽鹽等致癌物。

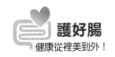

相反地，若喜好高脂肪、高蛋白的飲食，會二度增加膽汁鹽分泌，刺激腸壁。大腸癌的罹患人數愈來愈多，與現代人喜歡攝取高蛋白、高脂肪的食物及精緻的餐點有關，通常這些食物需要較長的時間通過消化道，易引發大腸息肉、結腸炎。

至於網路流傳，喝冰水會導致息肉，目前還沒有研究顯示兩者的關連。

此外，服用西藥阿斯匹靈究竟能否預防大腸癌？梁金銅醫師說，阿斯匹靈是預防大腸息肉的兩面刃，可促進大腸黏膜上皮細胞汰舊換新，的確減少大腸增生壞細胞，不過，吃阿斯匹靈有胃出血、腦中風的疑慮，只有罹患大腸癌或有大腸息肉家族史的人，在醫師視個別情況指示下服用。

幼童腸道困擾 1

3 大病毒性腸胃炎

■輪狀病毒好發於秋冬

1歲的育平，已經發燒好幾天，伴隨嘔吐、水瀉，每天多達6～8次，讓媽媽手足無措，嚴重到需住院治療，醫師診斷，他得了秋末冬初常見的輪狀病毒腸胃炎。

　　腸胃炎是幼童最常見的腸道疾病，多由病毒和細菌引起，兩種都會造成小孩腹瀉，但病毒性腸胃炎的糞便通常「不會出現血絲和黏液」。

　　臺北榮民總醫院兒童胃腸科主任醫師吳子聰表示，育平的情形就是輪狀病毒的典型症狀，如果拖延病情，會有脫水、小便會痛等情況。輪狀病毒潛伏期約2～3天，一旦發病，可能長達1星期，且輪狀病毒的傳染力強，易透過飛沫接觸傳染。病童把病毒拉光了就痊癒，但生病期間，會因脫水、發燒哭鬧，讓家長相當頭痛。

■腸病毒為炎夏致命威脅

　　腸病毒有很多種，夏天較常見，幾乎每年都會席捲臺灣。腸病毒不僅會反應在手足口部，出現紅點或水泡，也可

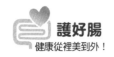

能引發腸胃潰瘍、嘔吐；嚴重時造成胃出血，頑強的腸病毒71型，甚至會讓心肌發炎、衰竭，或傷害中樞神經，導致呼吸困難、死亡。

　　腸病毒的傳染力高，幼稚園裡只要有1位小朋友感染，就必須在家休息，避免藉由飛沫接觸感染其他人。治療方式則是支持性療法，避免脫水與服用藥物，讓症狀減緩。

■諾羅病毒傳染力超強

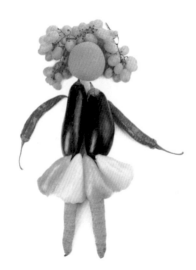

　　大人、小孩都有機會得諾羅病毒，榮民總醫院調查發現，每10位兒童急性腸胃炎患者，就有1位是諾羅病毒引起。這種病毒引發的腸炎，會突然嘔吐，也是透過飛沫傳染，最常見的大規模感染發生在遊艇，只要1人感染，全遊艇的人很快都出現嘔吐

症狀。輕微時吐個1～2天，嚴重者不但吐的時間較久，甚至吐出膽汁。

幼童腸道困擾 2

細菌性腸胃炎，寶寶害怕

沙門氏菌、大腸桿菌、志賀氏菌、曲狀桿菌、金黃色葡萄球菌等，都會引發細菌性腸胃炎，以沙門氏菌最難纏，在潮溼常溫下，可以活好幾天，甚至好幾週。

吳子聰醫師強調，很多雞蛋含有沙門氏菌，若料理雞蛋時沒洗手，又碰到砧板，便易把細菌吃進肚子裡。

學齡前的病童抵抗力弱，最常見到沙門氏菌的腸胃炎，潛伏期約2～3天，腹瀉時帶有血絲或黏液。嚴重的沙門氏菌，會循環在各器官，導致肝膿瘍、骨髓炎、肺炎等，必須靠抗生素來治療。

（採訪整理／吳皆德）

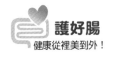

1 分鐘認識你的第二腦

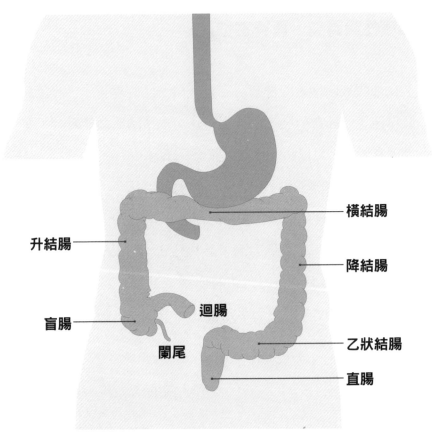

橫結腸

升結腸

降結腸

迴腸

盲腸

乙狀結腸

闌尾

直腸

◆ 小腸

　　小腸有3段，分別是十二指腸、空腸及迴腸，具有消化食物及吸收營養功能。

◆ 大腸

　　大腸由結腸、直腸兩個部分組成，位在人體腹腔及骨盆腔內，主要功能是吸收水分及製造糞便，再透過肛門進行排便。

◆ 結腸及直腸

　　從腹部的右至左，依序為升結腸、橫結腸、降結腸、乙狀結腸、直腸，是消化系統的最後一段，透過蠕動糞便推進至直腸貯存。

◆ 盲腸

　　大腸中最粗大部位，位於右下腹，和小腸連接的地方是一片瓣膜，名為「迴盲瓣」，作用為阻止大腸殘渣流回小

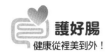
護好腸
健康從裡美到外！

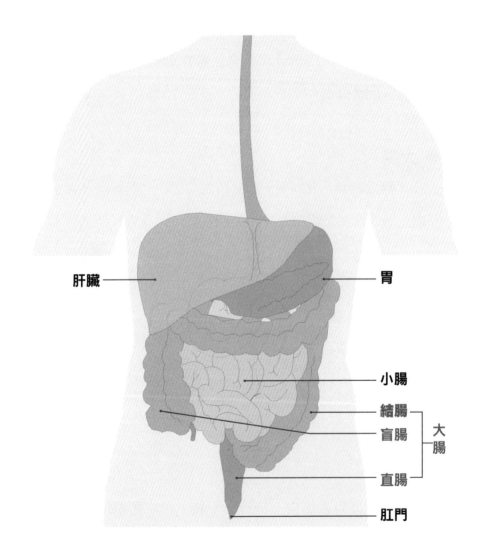

肝臟

胃

小腸

結腸

盲腸

大腸

直腸

肛門

腸。還具有吸收水分及製造維生素群、維生素K作用。所以盲腸對人體，是很有用處的。

◆ 闌尾

位於盲腸內側的一小段細長腸子，是退化性附屬器官，一般所說的盲腸炎就是闌尾發炎，需要切除，避免續發為腹膜炎。

（採訪整理／梁雲芳）

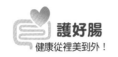
遠離 3 個常見的腸道小毛病 胺氣、腸躁、潰瘍聰明解

腸胺氣讓你整天腹部都不舒服，而腸躁症也讓你反覆拉肚子、便祕，困擾不已嗎？假如反胃、疼痛、解黑便，十二指腸潰瘍又該怎麼辦？讓醫師教你用對方法，遠離 3 個常見的腸道小毛病！

負責公司採購業務的涵茜最近被腸胃不適搞得心煩，有時肚子會發出咕嚕咕嚕的怪聲，有時會突然疼痛，再不然就是胺氣、拉肚子，雖然這些問題說不上嚴重，但『不安寧』的症狀卻一直沒好，常弄

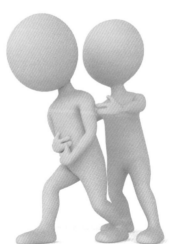

得上班心情差，或不停跑洗手間，到底該怎麼緩解或避免？

腸道小毛病 1
腸脹氣

脹氣是一種症狀，可能由許多不同的原因或疾病引起，諸如腸躁症或十二指腸潰瘍，也可能只是短期內消化不良所致。常發生在下腹部，症狀是小腹變大、肚皮鼓起來好像內含空氣，感覺悶悶脹脹的。

怎麼緩解》

上班族終日久坐於辦公桌前，下腹部遭受壓迫，易使腸胃脹氣，臺安醫院胃腸肝膽科主治醫師葉惠中建議上班族，久坐1～2小時後，宜站起來活動5～10分鐘，可舒緩症狀。

若就醫治療，醫師視情況不同，有時會採取症狀治療，開些緩解脹氣的藥；若懷疑是特定疾病引發，則會進一步

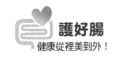

安排檢查（如X光或內視鏡）。脹氣解除時會大量排氣、放屁，偶爾也會打嗝排氣。

哪些東西別吃》

少吃「產氣食物」，也能避免脹氣，例如含大量乳酸菌的乳製品、肉類等，也要特別留意易被忽略的產氣食物，包括：白菜、高麗菜、青花菜等。

腸道小毛病2
腸躁症

大腸激躁症是一種用「排除法」來定義的疾病，臺北醫學大學附設醫院一般外科主任醫師魏柏立分析，是<u>指沒有器官上的病變，卻有腹部不適，合併腹瀉或便祕，或混合腹瀉便祕，甚至脹氣、下腹疼痛等症狀</u>。因為理學檢查無法找出器官上的病變，病人卻有一定程度的不適症，醫學界將此類

現象統稱為「大腸激躁症候群」。

大腸激躁症在國內的盛行率約10％，女性多於男性，屬於一種常見的腸道毛病。

怎麼治療》

腸躁症真正的成因仍未知，醫界認為它與情緒問題較相關，但有些研究認為與女性荷爾蒙也有關，所以到了醫院，醫師只能針對腹脹、便祕或腹瀉等症狀來開藥緩解，想要根治，恐怕只能靠患者重新調整生活步調與心情，才能徹底解決。

當腹脹、便祕或腹瀉等症狀長達2～3個月或情況嚴重，就該向醫師求助。魏柏立醫師提醒，這幾種症狀雖很常見，但患者不宜自行判斷自己是否得到腸躁症，因為這些類似症狀也可能來自更嚴重的疾病，例如大腸癌或腸道發炎。如果不就診，可能錯失早期發現、及早治療的機會。

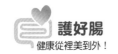
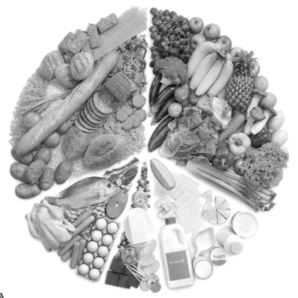

怎麼吃》

　　腸躁症是慢性病，該怎麼吃？葉惠中醫師提供了以下方法：

■便祕型：

　　宜多吃纖維素、少吃產氣食物，搭配適當的按摩或活動，來促進腸胃蠕動；值得一提的是，在一般認為可以促進

排便的優酪乳、優格，當便祕嚴重時也不宜多吃，因為它們
發酵後會釋出氣體，反而讓便祕更嚴重。

腸胃病患的禁忌食物

對應症狀	脹氣、便祕型	所有腸胃不適症	腹瀉型
禁忌食物特質	易產氣食物	不易消化的食物	易引起腹瀉食物
禁忌食物	蘆筍、豆子、豆莢、洋蔥、青椒、高麗菜、高麗菜芽、大白菜、花椰菜、韭菜、生的小黃瓜、西瓜、啤酒、牛奶、碳酸飲料。	全穀類、芹菜、牛蒡、玉米、粗菜梗、生萵苣、洋菇、香菇、生的蔬菜、帶皮或籽的水果、鳳梨、水果乾、爆米花。	黑棗、蜜棗、紅棗、梅子、李子，及其果汁。

（資料來源／臺北醫學大學附設醫院一般外科主任醫師魏柏立提供）

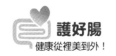
■腹瀉型：

要避免令腹瀉惡化的食物，例如有「乳糖耐受不良症候群」的患者，就要控制乳製品的量。總而言之，患者要學會視不同的症狀與體質，來調整最佳飲食。

腸道小毛病3
十二指腸潰瘍

在臺灣，十二指腸潰瘍的發生率約5～10%，好發於年輕族群，是種常見疾病，症狀上，輕微的包括反胃、嘔吐、疼痛，嚴重者可能吐血或便血（解出黑便）。

十二指腸與胃的位置接近，所以常與胃潰瘍混淆，若以疼痛來初步判別，<u>十二指腸潰瘍常因空腹飢餓，胃酸直接刺激腸壁而引發痛感，飢餓痛在飯後可得到緩解</u>；而胃潰瘍反而是在飯後有明顯悶脹不適的痛感。

此外，<u>十二指腸潰瘍在飯後2～4小時也可能有另一種疼</u>

<u>痛</u>，就是食物與胃酸混合後的食糜，通過十二指腸時，其中的酸性物質接觸潰瘍表皮，引起另一種疼痛。如果以早餐或午餐為例，可能發作的時間點是在下一餐餐前。

不論發作的時間點為何，大部分潰瘍病患表示，潰瘍引起的疼痛是一種無法指出明確痛點的區域性疼痛（約在肚臍以上、胸部以下的上腹部）。如果有以上症狀，不妨到醫院照胃鏡，確診後再對症治療，別讓潰瘍有機會惡化成腸穿孔。

十二指腸潰瘍與胃潰瘍，都與「幽門螺旋桿菌」有很大的關係。葉惠中醫師指出，約有九成以上的十二指腸潰瘍，是幽門桿菌造成，也就是說，治療幽門桿菌即可能除去病因。但若之後再感染，還是可能引發胃潰瘍或十二指腸潰瘍，即便未再感染，若對潰瘍部位未妥善照護治療，即使殺死幽門桿菌，潰瘍仍可能繼續存在。

魏柏立醫師分析，除了幽門桿菌外，服用非類固醇系的止痛藥，例如：阿斯匹靈，也可能造成十二指腸潰瘍；而抽菸、喝酒、咖啡等刺激性食物也是誘發因素。至於情緒上的

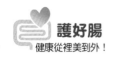

緊張，是否有關，目前醫界說法各異、未有定論。

怎麼緩解》

　　當疼痛發作時，上班、上課的作息必定受到影響，該如何處理？葉惠中醫師建議，要留意三餐定時定量，這除了是養護腸胃道的好習慣之外，也能減少空腹、飢餓痛的發生，並讓食物經過十二指腸的時間固定，再搭配藥物控制，就能減少疼痛，一邊治療一邊保持正常作息。

（採訪整理／葉語容）

Chapter 2
如何揪出大腸癌

想知道自己有無大腸癌？

5 大篩檢法該怎麼選擇？

檢查前又要注意什麼？

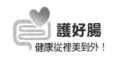

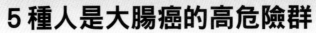

5種人是大腸癌的高危險群

　　哪些人是易罹患大腸癌的高危險群？林口長庚醫院內科部胃腸科主任醫師蘇銘堯表示，可分成以下5大族群。

1. 年紀50歲以上

　　根據統計，國人50歲以上，每10萬人口約有74個人罹患；相對的，年紀30～34歲發生人數，每10萬人口只有7.7人。

2. 愛高熱量、高脂肪、低纖維飲食的民眾

3. 有大腸息肉

4. 有大腸癌家族病史

一般來說，一等親內，有一人罹患大腸癌，此人會比一般人罹患機率高出2～4倍。如果一等親內父母兩人都有大腸癌，那麼機率增加到3～6倍。

5. 個人有其他癌症病史

蘇銘堯主任表示，醫學研究發現，如果女性有婦科癌症像是卵巢癌、子宮癌等，罹患大腸癌的機率大增。

（採訪整理／吳宜亭）

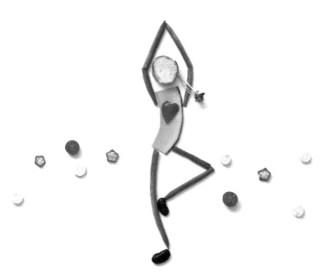

揪出大腸癌
篩檢該做哪一種?

　　想知道自己有無大腸癌?5大篩檢法該怎麼選擇?檢查前又要注意什麼?

　　大腸癌篩檢方法包括門診時非侵襲性的直腸指檢、糞便潛血檢測,還有需清腸的大腸鏡檢查、大腸雙相鋇劑攝影檢查及虛擬大腸鏡等。以下做簡單介紹:

1. 直腸指檢

　　醫師以帶手套的手指經肛門口進入直腸,用手指偵測直腸黏膜上是否有腫瘤。這個方法<u>最簡單迅速,診察室就可執行,但只能檢查出靠近肛門的腫瘤。</u>

2. 糞便潛血檢測

　　息肉或是大腸癌大多有微量出血，少量的出血肉眼看不出來，可用糞便潛血檢查做初步篩檢。<u>目前健保補助50歲以上的民眾，每2年免費檢查一次。缺點是檢查結果常受到受檢者飲食習慣影響，若檢查前3天攝取較多含鐵食物，則偽陽性大為提高。</u>

　　臺北馬偕醫院胃腸肝膽科主治醫師胡光濬說，儘管近幾年以免疫法取代過去使用的化學法，以偵測紅血球和一般正常值做比較，看糞便有無潛血，較不要求民眾檢查前勿吃含鐵食物，不過，很多醫師還是建議民眾做此檢查前盡量控制飲食，以提高檢查正確性。

3. 大腸鏡檢查

　　大腸鏡是一種細長、可彎曲、具有光源、能攝影的管子，可安全且有效地檢視直腸和結腸。不過，做大腸鏡檢查

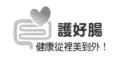
前要清腸準備，以免阻礙腫瘤或是息肉的觀察和處理。

民眾檢查前一天要先空腹禁食，吃瀉藥以排出大腸內含的糞便。 大腸鏡檢查約20分鐘，因檢查時要通過腸胃道3個大彎，有些人可能會不舒服，大多數情況是輕微疼痛或是感覺腹脹。

若病人接受糞便潛血檢查呈現陽性，健保會給付後續的大腸鏡檢查。若是民眾自己想做大腸鏡檢查，則需自費3千元左右，醫師可一邊做檢查，一邊讓病人了解腸道內是否有息肉或腫瘤。

若想做「麻醉無痛性大腸鏡檢查」，也需自費，麻醉費用依各家醫院而定，從6千元到上萬元不等。

醫師進行大腸鏡檢查時可評估是否同時以「大腸鏡息肉切除術」割除息肉。大腸鏡息肉切除術算安全，可能風險包括息肉切除導致傷口出血、發炎、甚至腸穿孔等，大腸鏡息肉切除術腸穿孔機率約為萬分之3.8。術前建議與醫師討論，並詳細告知過去病史，例如：是否曾接受腹部手術或有腸沾粘病史，若有此病史，應提醒醫師檢查時更加留心。

4. 大腸雙相鋇劑X光攝影檢查

　　大腸鏡有時無法完成檢查，像是腸道過度彎曲，因手術或腸道沾粘，大腸鏡強行穿過可能有穿孔的風險，這時需借助大腸雙相鋇劑X光攝影檢查。

　　胡光濬醫師解釋，大腸雙相鋇劑X光攝影檢查和大腸鏡檢查類似，所謂雙相，是在肛門口打進空氣和顯影劑，然後透過機器攝影，查看有無腫瘤。這方法偵測率比大腸鏡稍低，但病人比較不會痛。只是檢查前也要做清腸準備，以免糞便混淆檢查影像結果。如果病人糞便潛血檢查呈陽性，健保也給付此檢查。不過，如果影像懷疑有大腸腫瘤，仍應做大腸鏡檢查，進一步覆檢，或進行可能之切片檢查。

5. 虛擬大腸鏡

　　作法是在肌肉注射藥劑，防止大腸收縮蠕動，受檢者接受檢查時，只需將空氣灌入大腸，再利用高解析度的電腦斷

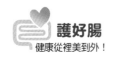
護好腸
健康從裡美到外！

層掃描，將大腸的平面影像以電腦程式組成立體畫面，在電腦螢幕前可檢視大腸的立體結構。

虛擬大腸鏡的優點是，比較沒有大腸鏡檢查的不舒服或是疼痛感，也較少腸穿孔的危險

不過，虛擬大腸鏡也有缺點，主要在於較小的病變無法檢查出來；一旦發現病變無法做切片檢查，仍需安排大腸鏡檢查；有時也有偽陽性的結果，如糞便、大腸痙攣及大腸皺摺處可能被誤以為有病變。此外，檢查需自費，大約8000～12000元。

（採訪整理／吳宜亭）

有大腸息肉，怎麼防大腸癌

衛生福利部國民健康署自2004年開始作國人大腸糞便潛血檢查，臺灣對於大腸癌發生率才開始有比較完整的流行病學資料。根據最新2012年的國健署統計，共有103萬人接受大腸癌糞便篩檢，約7萬人糞便潛血呈陽性反應，其中又有六成五完成大腸鏡等進一步檢查，總計2萬3700人檢出大腸息肉，2001人得大腸癌。大腸癌位居所有癌症發生率的第一位，其中零期的占5％，第一期占16％，第二期占27％，第三期占29％，第四期占23％。

八成大腸癌
由大腸息肉發展而來

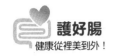
臺灣人50歲以上平均15%的受檢者有大腸息肉,其中男性有息肉25%,要比女性10%來得多;70歲以上出現息肉的人則有1/3。

臺北馬偕醫院胃腸肝膽科主治醫師胡光瀞表示,大腸息肉分成兩種,一為腺瘤性息肉,大腸癌約有八成由此發展而來。而另一種增生性息肉,較不會惡化成為大腸癌。

一般可透過病理化驗來確定息肉類別,若有進行大腸鏡檢查,醫師也可透過特殊窄頻影像或是色素染色來看息肉的外型、顏色、黏膜等。

目前國民健康署補助50～69歲民眾每2年進行1次定量免疫法糞便潛血檢查,歐美國家則建議每年都做定量免疫法糞便潛血檢查。若有個人或家族息肉症或大腸癌病史的民眾,建議直接接受全大腸鏡檢查,檢查年齡也要提早。

林口長庚醫院內科部胃腸科主任醫師蘇銘堯表示,一般民眾如果經過仔細的大腸鏡檢查,確認沒有病灶,隔年幾乎就不需要做10～20分鐘的大腸鏡侵入性檢查,之後只要做糞便潛血檢查即可。

　　若是檢查出有小於1公分的息肉，3年後要再做一次大腸鏡檢查，確認沒有問題。如果是多發性息肉，也就是息肉超過1公分、息肉不只1個，那麼3年內做過1次大腸鏡後，確認沒問題，之後每5年還要做1次大腸鏡檢查。至於糞便潛血檢查也要每2年做1次。

　　如果檢查發現有大腸癌，會透過大腸鏡或手術（內視鏡或開腹）切除，半年內需再做大腸鏡檢查，確認沒有腫瘤後，每3年定期作大腸鏡追蹤檢查。

各期大腸癌
如何對抗癌細胞？

第0期》

　　又稱原位癌，侷限於腸黏膜。靠內視鏡或手術切除，早期的大腸癌可以高達90％以上的存活率。

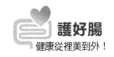

第1期》

　　侵犯黏膜下層及肌肉層，無淋巴腺轉移，手術切除後，5年存活率大於90％。

第2期》

　　大腸癌癌細胞穿透肌肉層進入漿膜層，無淋巴腺轉移，以手術切除腫瘤或是術後化學治療，5年存活率65～70％。

第3期》

　　癌細胞已轉移到附近的淋巴腺，此時要靠手術切除以及術後化學治療，5年存活率25～70％。

第4期》

　　癌細胞已經擴散到肝、肺、骨骼等遠端器官轉移，主要以化學治療，輔以手術或放射治療，目的在於緩解症狀或預防併發症，晚期大腸癌5年存活率不到5％。

血便，別再以為是痔瘡
排便習慣改變就要警覺

大腸癌發生的部位不同，顯現出的症狀有別。可分為近端、遠端兩部分。

1. 大腸癌發生在近端：
接近直腸、乙狀結腸。

當病人出現血便或是排便習慣改變時，就要小心。所謂的血便和痔瘡大不同。痔瘡的血是噴的、滴的，顏色鮮紅，和大便比較容易分離。但若是大腸癌引起的血便，顏色較為暗紅；比較像和大便混在一起，兩者有別。

所謂的排便習慣改變是指有些人從來不會、或是甚少便祕或腹瀉，最近卻出現這類迥異情況，就是排便習慣改變。

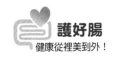
護好腸
健康從裡美到外！

2. 大腸癌發生在遠端：
接近橫結腸、升結腸、盲腸這端。

與近端相較，症狀較不明顯，若癌細胞發生在此端，檢查出來常已是二期以上，比較嚴重。蘇銘堯醫師說，患者可能會出現貧血、體重減輕、偶有腹痛、絞痛的現象，會出現肚子痛，是因為通過這端的大便尚未成形，但是經過腫瘤，因為不順暢導致肚子痛。

大腸癌是吃出來的
「3少3多」正確吃進健康

蘇銘堯醫師及胡光濬醫師都表示，罹患大腸癌和錯誤的飲食習慣非常有關，飲食最好注意以下細節。

1 少 吃動物性脂肪的食物

這些脂肪需要人體分泌膽酸，而過多膽酸對於大腸有

害。醫學研究也發現，高熱量食物會讓體重增加，過胖和罹患大腸癌有正相關。胡光濬醫師說，流行病學資料已明確顯示，動物性脂肪會增加大腸癌罹患機率。

2 少 吃、避免吃醃漬食品

很多醃漬食品含有氧化物，易讓大腸黏膜細胞突變、分化。

3 少 吃油炸、燒烤、煙燻食品

燒烤、煙燻食品含有亞硝酸鹽，亞硝酸鹽是自由基，易破壞再生黏膜，因此少吃可避免大腸癌發生。

4 多 吃含纖維的食物

纖維可吸附致癌物質，有利腸道排除致癌物質。

5 多 吃鈣質

鈣可在腸道和脂肪酸及膽酸結合，減少致癌物質接觸大腸壁。

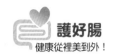
6 多 吃維生素Ａ、Ｄ、Ｅ、含硒食物

這類營養素要靠攝取蔬果得到。胡光濬醫師說，上述脂溶性維生素可抗氧化，保護大腸黏膜，防止大腸壁黏膜分化太快或是分化的不好。

術後應讓腸道多休息
最好採行「低渣飲食」

接受手術治療的大腸癌患者，術後最好採低渣飲食，也就是讓食物不要有過多殘渣留在腸道，讓腸道多休息。

蘇銘堯醫師提醒術後患者，最重要的是讓腸道休息，在此考量下，可多吃蒸蛋、蔬菜嫩葉、馬鈴薯泥、胡蘿蔔泥等。盡量避免喝牛奶這類可能會讓腸道蠕動太快、易拉肚子的食物。水果盡量選去皮去籽的水果，香蕉木瓜等。

（採訪整理／吳宜亭）

Chapter 3
從便便就能
看出腸道健康

3天沒排便,是便祕嗎?
這樣是否累積過多宿便,讓腸道充滿毒素?
到底怎樣的排便頻率最健康?
如何從便便的外觀看懂健康問題?

護好腸
健康從裡美到外！

關於排便
你想搞懂的「腸」見問題

　　3天沒排便，我便祕了嗎？這樣是否會累積過多宿便，讓腸道充滿毒素？常拉肚子的人，比較能排除壞菌嗎……，我們專訪肝膽胃腸科醫師，帶你搞懂這些「腸」見問題！

Q1沒有每天排便
　腸道年齡一定很老？

正解》嚴格標準來看，如果沒有每天排便，腸道年齡會比每天排便者老。

　　有人好幾天才排便一次，擔心便祕讓腸道累積毒素，羨慕每天都能排便排毒的人；有人一緊張就跑廁所拉肚子，卻

一點也不感覺慶幸，覺得苦不堪言，到底怎樣的排便頻率最健康？

　　就從西醫角度，亞東醫院肝膽胃腸科主任李宗熙醫師表示，在「1天排便3次到3天排便1次」的頻率間，只要沒有排便困難、腹痛、腹瀉，都屬正常。然而，站在自然醫學立場，糞便是人體不要的廢棄物，因而主張盡快代謝，認為每天排便3次才算正常，1天排便1次已算便祕，若以此嚴謹標準來看，沒有每天排便，腸道累積過多廢棄物，腸道年齡自然易比每天排便者老。

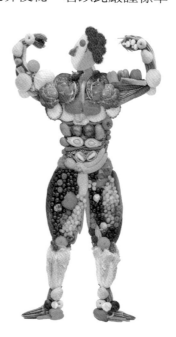

Q2便祕

讓腸道充滿毒素？

正解》 便祕讓腸道累積毒素，自然較不健康。

　　健康的腸道是指吸收能力好

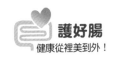
的腸道，每天規律排便，不累積毒素，自然有助提升腸道吸收力。國泰醫院肝臟中心主治醫師張涵郁表示，超過1天不排便，腸道毒素跟著飆高，充滿毒素的腸道怎麼可能健康？

Q3宿便
易造成肝臟負擔？

正解》正確，尤其對有肝病的人而言，更是負擔。

　　積存直腸的糞便，1至2天沒有排出，就會形成宿便，若發生在肝硬化的人身上，易引發肝腦病變，出現意識不清等狀況；若發生在中度脂肪肝的人身上，易有頭暈、疲勞現象。因此張涵郁醫師呼籲，肝病患者要特別留意宿便問題，一定要盡速排出宿便，避免肝病惡化。

Q4常腹瀉
只是大腸激躁症？

正解》 應就醫了解原因。

引起經常性腹瀉的原因很多，有可能是大腸激躁症，也可能是大腸炎、克隆氏症疾病、乳糖不耐引起，必須要就醫進行檢查，了解原因。

若是大腸激躁症，常是情緒引起，應從解除壓力著手，用藥只是輔助治療；若是缺乏乳糖酵素，就要避免食用乳製品。

Q5腹瀉時
拉愈多愈可排壞菌？

正解》 錯誤觀念。

很多人以為腹瀉時拉愈多，就可將壞菌完全排除，這是錯誤迷思。李宗熙醫師說，腹瀉不止表示腸道受損嚴重，若合併發燒，代表細菌已入侵腸道，必須盡快就醫，使用抗生素治療。

Q6腹瀉的人
為什麼要吃粥或土司？

正解》好消化易吸收。

　　腹瀉後，腸道功能逐漸好轉，最先吸收的是水分，接著依序是單醣、雙醣、多醣，最後是油脂。白粥及土司含有水分、單醣、雙醣、多醣，是好消化、易吸收的食物，可作為腹瀉後的首要食物。等到身體渴望進食時，代表腸道功能逐漸恢復，能夠進行消化及吸收，這時就可逐步吃點肉粥、湯麵、乾飯，待消化正常後，就可正常進食。

（採訪整理／梁雲芳）

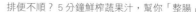

排便不順？
5分鐘鮮榨蔬果汁，幫你「整腸」

排便不順？不妨花5分鐘，來杯現打蔬果汁讓腸道順暢一下！

有便祕困擾，除了多吃蔬果，還能怎樣增加飲食中的纖維及水分攝取？馬偕紀念醫院台北院區營養課臨床組組長趙強推薦以下兩道在家即可製作、對於腸胃道相當有益的蔬果汁和好喝優酪乳。想讓腸胃道健康、遠離便祕之苦？一起動手做吧！

奇異鳳芹汁

材料：奇異果1顆、去皮鳳梨50公克、西洋芹1小根約30公

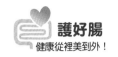

健康從裡美到外！

克、檸檬1/4顆、檸檬外皮1/4顆、冷開水350cc、蜂蜜1大匙。

作法：

1. 將奇異果洗淨後去皮，西洋芹洗淨瀝乾水分後切塊備用。

2. 以刨絲器刮取檸檬綠色外皮（注意不要刮到白色部分）備用。

3. 鳳梨切小塊、擠出1/4顆的檸檬汁備用。

4. 將冷開水與所有材料放入調理機快速攪拌均勻，加入蜂蜜調味即可。

小提醒：

1. 檸檬皮的內層白色部分會苦澀，盡量不要刮到，或改用較不苦澀的黃檸檬。

2. 打好的果汁不要過濾才能得到最多的纖維。

3. 可用冰塊代替開水，打成冰沙更爽口。

香蘋優酪乳

材料：小蘋果一顆（約140公克）、香蕉半根（3根1台斤的

規格）、無糖優酪乳1小瓶（200C.C.）、冷開水適量。

作法：

1. 不去果核的蘋果、香蕉洗淨，不去皮切塊。

2. 將蘋果、香蕉和優酪乳放入調理機，依個人稠度喜好，加入適量冷開水打勻即可。

小提醒：

1. 優酪乳最好是無糖，若是含糖的優酪乳糖量過多，熱量會過高。加入含有益生菌的優酪乳，更有助於整腸的效果。

2. 不去皮的水果含有更多的纖維和植化素，但蘋果籽含有微量苦杏素，每日以1顆蘋果的量為限；綠色香蕉皮具有緩解輕微憂鬱情緒的功能，黃色香蕉皮則含有葉黃素，分量不多時，味道多數人可接受。

3. 可用冰塊代替開水，打成冰沙更爽口。

（採訪整理／吳宜亭）

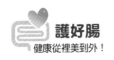

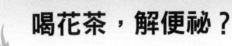

喝花茶，解便祕？

　　你是否苦於便祕而求助無門，或聽信偏方，仍無法解決便祕問題？到底網路上解便祕的偏方有沒有用？聽聽專家怎麼說！

　　民間傳說或網路流傳的解便祕偏方，到底有沒有效？台北市立聯合醫院中醫院區中醫兒科主治醫師申一中解釋如下：

Q一起床喝600CC的鹽巴水，可解便祕？

　　一起床喝些水，的確可促進胃腸蠕動。不限定要加味，白開水就有功效。

Q平時喝花草茶、淨腸茶，可解便祕？

含咖啡因的茶或咖啡會刺激腸胃蠕動，有助排便，但也會產生脫水的反作用，若水喝得少，脫水後便便變硬，反而不利排便。

至於坊間的花草茶、淨腸茶、消脂茶由於內容不一，是否加入具瀉劑效果的藥草很難說，建議一週喝2～3次即可。

Q多喝優酪乳、寒天，能解便祕？

優酪乳的好菌、發酵納豆的菌絲可促進胃腸蠕動。而木瓜、蘆薈、芝麻、蜂蜜，由於含有水果酵素、水溶性纖維、不飽和脂肪酸等，也是改善便祕的小幫手。

至於寒天凍飲，雖然寒天由深海紅藻萃取而成，含有許多水溶性纖維，但市售的寒天凍飲，為了讓沒有味道的寒天變好吃，常添加了許多糖，熱量變高，建議不宜攝取太多，以免發胖。

Q吃消脂梅或瀉藥，對解便祕有效？

一般具瀉劑效果的藥草茶飲，不建議長期喝，易造成局

部藥物依賴，不吃就沒效。

Q使用蹲式馬桶，可培養便意？

就人體的生理結構而言，蹲式排便確實比坐式馬桶適合大腸排便。

Q在肛門抹肥皂或使用通便劑，能克服便祕？

有時大便較硬，易造成肛裂，可抹點肥皂潤滑肛門，方便糞便滑出，但對便祕無改善效果。而通便劑（浣腸）雖能暫時克服便祕，長期使用卻會造成局部藥物依賴，不用就沒效。

（採訪整理／施沛琳）

從便便，看懂腸胃的健康

　　便便的外表可看出腸胃的健康與否。成人1天的排便量約150公克，其中3/4是水分，其他的固體物質包括細菌、纖維素、無機物、殘渣、黏液和脂肪。

　　正常的大便呈黃褐色，這是腸內細菌對膽色素作用引起的顏色。膽道如果不通，膽汁進不到腸子，大便顏色會偏白；如果胃出血，大便呈黑色；紅色水狀或泥狀便，可能是食物中毒、痢疾、霍亂等。

　　除了顏色以外，也可注意大便的粗細。大便的粗細和大腸的管徑成正比，半固體的糞便在大腸裡慢慢成形，假如管徑變小，糞便就變細。大腸癌的病人常常糞便變細，像手指一樣。

（採訪整理／吳皆德）

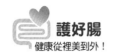

小常識

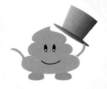

黃褐色的便便

健康的象徵，是腸內細菌對膽色素作用引起的顏色。

偏白的便便

可能是膽道不通，以致膽汁無法進入腸子。

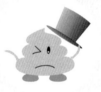

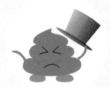

黑色的便便

可能是胃出血所致。

紅色水狀或泥狀便便

可能是食物中毒、痢疾、霍亂等所致。

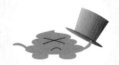

Chapter 4
中醫教你
養好腸的方法

想養好腸，中醫告訴你該注意哪些飲食；
此外，也教你透過按摩穴道、敲打結腸，
提升腸胃健康。

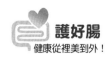

腸子不聽話，中醫如何安撫？

劉桂蘭中醫診所中醫師樂英如表示，以中醫的觀點來看，保持腸胃健康須從3方面著手：

1. 吃新鮮食材

食材一定要新鮮，老一輩的人捨不得丟掉食物，即使不新鮮，甚至有點腐敗，也照吃不誤，常吃進這樣的食物，不但沒有營養素，還會形成毒素。

除此之外，有些人平日生活忙碌，為了方便，餐餐食用醃漬的醬瓜配飯，或吃保存期限長、含有大量防腐劑的食品，以及油炸食品、過甜的餐點、過於刺激的麻辣鍋等，對腸胃都會造成很大的負擔。

2. 不暴飲暴食

　　現代人經常暴飲暴食，尤其都會女性，有時忙起來就不吃，到了晚上再去吃到飽的餐廳大快朵頤。樂英如中醫師說，腸胃會分泌一定量的胃酸和腸液，有時吃得少，有時吃得多，會混淆生理機能，不知何時要分泌多少量的胃酸和腸液。胃酸分泌不足，會造成消化不完全，影響腸胃功能。

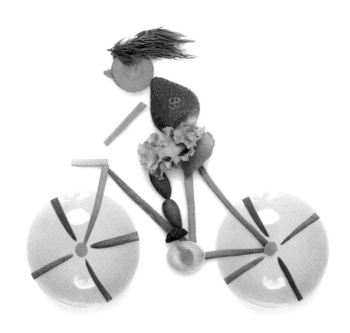

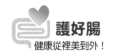
3. 三餐定時定量

「三餐定時定量」雖為老生常談，卻是千古不變的保健之道。很多人喜歡吃消夜，殊不知深夜進食，本該匯集到肝臟代謝毒素的血液，會集中到胃部，阻礙肝臟排毒，造成新陳代謝不良。

輕微拉肚子應先瞭解原因
不急著立即止瀉

一般腸胃的問題大多是便祕、脹氣或拉肚子。樂英如中醫師表示，許多人以為便祕時，要儘快讓糞便排出；若是拉肚子，要立即止瀉，但就中醫而言，應先瞭解便祕的原因，若急著使用浣腸劑來幫助排便，久了會依賴；輕微拉肚子，則要靜觀其變，有時拉1、2次就會緩解，在中醫來看，屬於排毒過程，頭1、2天可不服藥，若持續2天以上，才須用藥治療。

漢方藥湯，讓胃腸服服貼貼

病　名	實症或虛症	症　狀	藥　湯
急性便祕	實症	腹部脹得厲害、壓了就痛、照X光有滿肚子大便	服用承氣湯或大黃可改善
慢性便祕	虛症	屬於氣虛，有長期性的便祕	補中益氣湯，可加強腸子蠕動
脹氣	實症	積滯，要幫助消化	保和丸
脹氣	虛症	腸蠕動不良，要幫助排氣	四逆散
急性拉肚子	實症	吃過多的水果，造成體內濕氣重、腸液不夠，需增加腸液，幫助糞便潤滑	增液湯
慢性拉肚子	虛症	腸黏膜受損	四君子湯、蔘苓白朮散

（資料來源／劉桂蘭中醫診所中醫師樂英如）

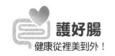

當腸胃發出警訊時，就要尋求解決之道。樂英如中醫師指出，不論是拉肚子還是便祕，都可區分為實症與虛症，不同的症狀有不同的解決之道。

依體質來選擇
飯後去油解膩的茶飲

此外，聚餐、應酬後，常吃下過於油膩的食物，樂英如中醫師建議，飯後喝一些茶飲，能去油解膩。如何選擇適合自己的茶飲，可依體型來區分，<u>體型肥胖者建議選擇熟綠茶，綠茶去油力強，對消除油膩有很好的效果；體型瘦弱者，較適合普洱茶或紅茶，對胃的刺激度比較低。</u>

許多人喜歡冬令進補，市面上的補湯，大多以補氣、補血為主，若想提升腸胃機能，可食用四神湯，其中的蓮子、伏苓、山藥都對腸胃有益。

（採訪整理／陳珮潔）

常拉肚子或便祕？中醫教你如何養好腸

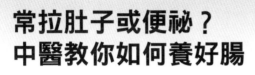

　　常肚子痛、腹瀉、便祕嗎？當夏天來臨，氣候高溫悶熱，為了消暑解渴，難免貪涼，或吃下過多的瓜果及生冷食物，臺北市中醫師公會名譽理事長、出身三代中醫家庭的中醫師陳潮宗表示，瓜果的屬性偏寒涼，很多生冷未經煮熟的食物，更是容易滋生細菌，如果一下子吃太多，很容易覺得「肚子不舒服」。

　　此外，臺灣氣候通常潮濕悶熱，食品易腐壞變質，脾胃虛弱的人若吃下隔餐的飯菜，也易損傷脾胃陽氣，使脾胃運動無力，寒濕內滯，嚴重者甚至出現腹瀉、腹痛、便祕等症狀。

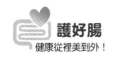

腸胃敏感的人
少吃生冷、油膩食物

陳潮宗醫師說，所謂「肚子不舒服」是一種通稱，多數情況不是胃部出問題，而是腸道鬧情緒——悶痛、絞痛、刺痛或脹氣，或是直接拉肚子或嚴重便祕。事實上，現代人生活長期緊張，有些人則是體質虛弱或腸胃敏感，這幾類民眾，夏季腸胃道易因忽冷忽熱（進出冷氣房、交錯吃冰或熱食）而腹瀉、腹痛或便祕。

陳潮宗醫師建議腸道敏感的人，夏季盡量不要喝冰涼的鮮乳或乳製品，因為牛奶性質偏寒，又富含蛋白質，夏季屬濕，消化功能原本就易損傷，喝了冰涼的牛奶，很容易出現胃腸道不適的現象。

此外，這段期間最好少吃油膩、生冷的食物，因為夏季體溫高，冰涼或油膩的食物進入體內，易引起胃粘膜血管收縮，減少胃液分泌，影響人體的吸收消化，所以夏天應盡量少食多餐、清淡去膩。

大腸機能出問題
導致排便困難或泄瀉

臺北市立聯合醫院中醫院區中醫婦科專任主治醫師楊素卿則指出，一旦小腸消化吸收、大腸傳導糟粕的機能失常，很容易出現排便異常現象，最常見的是祕結（俗稱便祕）或者泄瀉（大便稀薄、次數增多）。

若大腸濕熱鬱結，會出現腹痛，大便時又臭又痛，還會出現裡急後重（嚴重拉肚子兼肛門熱痛）、下痢膿血等症狀；若大腸機能失常，則大腸中的水液無法吸收，可能會出現腸鳴、腹痛、泄瀉等病症。

解便祕
要用對方法

楊素卿醫師解釋，由於成因不同，便祕在中醫上又可分成三類：熱祕、冷祕、虛祕，緩解方式也有所差異。

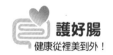
護好腸
健康從裡美到外！

■熱祕

成因》

大吃大喝又酸辣烤炸不忌，或吃太多溫補的食品，致腸道燥熱，耗傷津液而形成便祕。

改善之道》

多喝具清熱解毒效果的羅漢果茶或決明子茶。

■冷祕

成因》

老人家或久病者脾腎虛寒，導致寒凝氣滯，腸道傳送無力，有便意卻排不出來。

改善之道》

用300克菠菜經水汆燙後，拌少許麻油，加核桃3、5枚或

少許燕麥食用，亦可以1湯匙芝麻粉、2湯匙杏仁粉，加一點熱水攪拌後食用（此方法特別適合缺乏鈣質的人）。

■虛祕

成因》

久病體虛、婦女產後、老年體衰導致氣血兩虛、脾胃內傷，加上飲水量少，汗流過多，導致腸道乾槁、大腸無力，排便時艱澀難行。

改善之道》

用地瓜300克加松子少許，煮粥來吃，若對象是老人家，可再加些胚芽米或糙米，年輕人則加些薏仁。

（採訪整理／劉榮凱）

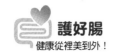

5大祕訣，解便祕

1. 補充水分
每天至少喝水1500ml，使腸道保持足夠的水分，有利於糞便排出。

2. 增加產氣食物
多食含膳食纖維的食物，如甘藷、蘿蔔、洋蔥、蒜苗等，促進腸子蠕動，有利排便。

3. 增加優質脂肪攝取
中老年人或注重養生者，往往不敢攝取油脂，以致油脂缺乏，建議夏季適當補充核果（例如核桃仁、柏子仁、杏仁、花生），藉助植物油潤腸，且分解產生優質的脂肪酸，刺激腸道蠕動。

4.適度運動

快步行走或慢跑，可促進腸道蠕動，有助於解除便
祕。

5.深長的腹式呼吸

吸氣時腹部放鬆，感受空氣經鼻腔、氣管進入身體，
像吹氣球般，緩緩地把腹部吹脹；呼氣時腹部緊縮，
慢慢從嘴巴吐氣，盡可能延長吐氣時間，使橫隔膜活
動幅度較平時增加，促進胃腸蠕動。

（採訪整理／劉榮凱）

「按」出腸道健康

　　飲食習慣與腸胃健康息息相關，除了注意飲食外，也可透過按摩穴道、敲打結腸的方式，提升腸胃健康。

1. 按壓穴道

　　臺北市立聯合醫院中醫院區中醫婦科專任主治醫師楊素卿推薦壓按<u>左大橫穴</u>及<u>右大橫穴</u>（肚臍左右邊各4寸處）、<u>中脘穴</u>（臍上4寸），順時針方向（即沿大腸走向）作圓形按摩，有助於胃腸道的正常蠕動，也有機械地推動糞便前行的作用。（註：中醫的一寸，是指「同身寸」，每個人可用自己的大拇指指節寬度當一寸）

　　臺北市中醫師公會名譽理事長陳潮宗建議可按摩3個增強

脾胃機能的穴道：

頻率》一天按摩一次，每個穴位按摩2～5分鐘。

■足三里穴

效果》有生發胃氣、燥化脾濕的功能，可增強脾胃消化、腸道蠕動能力。

位置》在小腿前外側，外膝眼下3寸，約4橫指幅，脛骨前緣外1橫指（中指）處，當脛骨前肌中。

簡易取穴法：正坐讓膝

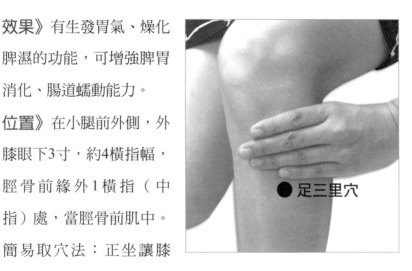

●足三里穴

蓋垂直彎曲，在膝蓋外側有一處凹陷稱為外膝眼，將四指併攏，放外膝眼正下方，小指下方與小腿骨外側交界的凹陷處便是足三里穴。

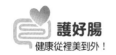
■合谷穴

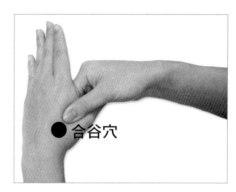

●合谷穴

效果》可增強大腸蠕動，治療腹痛、吐瀉等腸胃病證。

位置》在手背第1～2掌骨間，食指與拇指併攏時肌肉最高點，在第2掌骨橈側的中點處。按壓時要微有酸脹感，按壓約15～20下就有通暢經絡，調理氣機、清熱燥濕的作用。

■曲池穴

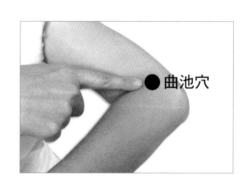

●曲池穴

效果》可增強大腸蠕動，除大便排出的顯著效果，亦可治療急性胃腸炎。

位置》在肘橫紋外側端，按壓約15～20下，有疏邪熱、調氣血的功用，可促進腸道蠕動。

2. 腹部自我按摩

仰臥在床上，彎屈雙膝，兩手搓熱後，左手平放在肚臍上，右手放在左手背上，以肚臍為中心，順時針方向按揉（勿反時鐘按揉，否則會將糞便推回小腸。）每天做2～3次，每次5～10分鐘。

3. 結腸敲打法

早上空腹時，躺在床上，兩手輕輕握拳，以大拇指和食指下方形成的「虎眼」，敲打腹部兩側結腸部位100 下（結腸位置見下頁），使較易形成糞便積塞的結腸轉彎處產生震動，幫助糞便蠕動下移。

（採訪整理／大家健康雜誌編輯部）

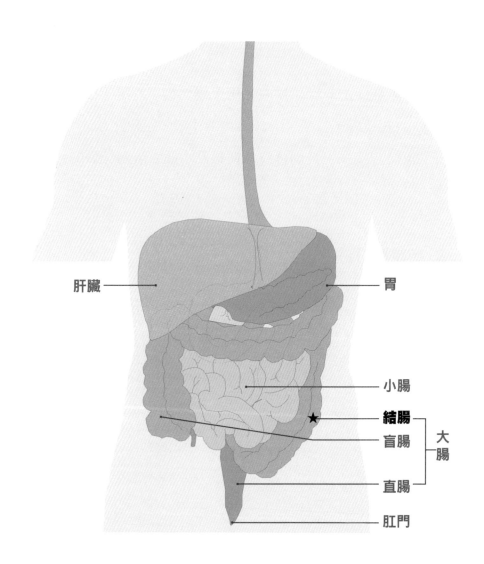

肝臟

胃

小腸

結腸

★

盲腸

直腸

肛門

大腸

Chapter 5
吃對食物顧好腸

想要腸道健康，吃對食物很重要，
別再費心尋覓腸道保養品，
本單元告訴你 6 大顧好腸的食物。

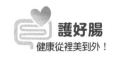

膳食纖維、益生菌
打造黃金級健康腸道

　　上班族琳琳有便祕的問題，且腸胃常常不適。看報導說多喝優酪乳、多吃優格、多攝取膳食纖維有助改善腸道環境，於是假日前往賣場，買了一大瓶家庭號的優酪乳，每天用瓶子分裝到公司喝，但喝了一周，覺得改善的效果不太顯著，腸胃依然不順暢，讓她很煩惱。

　　最近琳琳看到一篇採訪營養師的報導說：優酪乳從冰箱拿出來退冰別超過30分鐘，以免益生菌變質、失效……，她猛然想起自己每天用不能保冰的塑膠瓶子裝優酪乳，上班的車程早已超過30分鐘，加上一進公司就忙著開會及報告，常拖到10點多才喝完，優酪乳早已退冰超過30分鐘，很擔心是因為這樣，以致益生菌失效、變質……

膳食纖維好處多
助排便、穩定血糖

要讓腸胃道健康，攝取足夠的膳食纖維非常重要。在蔬果或是全穀類中，會有一些無法被人體消化及吸收利用的多醣類，像是纖維素、半纖維素、果膠質、樹膠質、木質素等，這些都叫膳食纖維。

膳食纖維本身沒有脂肪且熱量低。臺北醫學大學保健營養學系教授施純光說，多數人只知道膳食纖維有吸收水分、增加糞便體積的功能，可加強腸胃蠕動，有助於排便。其實，膳食纖維還可讓身體減少吸收食物中的膽固醇，或是透過促進腸內好菌增生及發酵而產生短鏈脂肪酸，影響肝臟的膽固醇合成，間接降低膽固醇。膳食纖維中的可溶性纖維還可讓胃排空變慢，使食物的總消化時間拉長，避免身體一次大量吸收葡萄糖，讓血糖忽然飆高，有穩定血糖功能。

「膳食纖維中有一部分物質叫做益生質（也有人稱之為益生源、益菌生），能幫助腸道益生菌的生長。這些益生

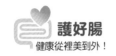
質多數是水溶性，例如菊醣、寡醣，有助於腸道內益生菌成長，幫助好菌在腸胃道形成優勢。」。施純光教授說，膳食纖維不僅只有通便，對於腸胃道菌種成長也很有貢獻。

每天3.5碗蔬菜＋2份水果
膳食纖維量才夠

馬偕紀念醫院台北院區營養課臨床組組長趙強表示，每人每天攝取的膳食纖維約需25公克，建議每人每餐要吃半碗以上的蔬菜，每天至少要吃到300公克以上，若想讓排便更順暢、提供身體更多植化素，建議要增量到每人每天500公克的蔬菜。

國人1天約要攝取3.5份的蔬菜，另加2份水果。施純光教授解釋，蔬菜1份約100公克，葉菜類煮熟縮水後的分量約是半飯碗，花椰菜等較不縮水的菜則約是飯碗的七分滿。至於1份水果的分量為何，則必須看水果含水量而定，像多水分的西瓜，可能要吃個半斤才叫做1份，而橘子1顆就叫做1份。依

照衛生署宣導，國人主食中的全穀根莖類食物應占主食的一半以上，且天天要吃到5蔬果，如此攝取的膳食纖維才夠。

但只注意膳食纖維的攝取卻忽略飲食均衡性，也可能引發反效果。趙強營養師以臨床碰到的病例為例，部分老人家吃了許多膳食纖維，反而便祕，後來才知道他們每種蔬菜都過水，沒有油脂，同時怕跑廁所，水分也喝得不夠，鼓勵他們喝足夠的水，再加些植物性油脂在菜餚中，有些人的便祕症狀就消除了。因此，儘管膳食纖維對於通便有效，還是別忘記定量油脂和飲水的重要。

紅黃綠黑白
5 色蔬果均衡攝取腸道自然好

過去很強調深色蔬菜或多吃膳食纖維多的蔬菜，但最近營養界有新的看法。

趙強營養師表示，膳食纖維固然對腸胃道有利，但是「蔬果含有各種植化素，能為腸胃道提供抗氧化及修補功

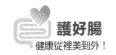

能，好處不輸膳食纖維」。他擔心民眾只挑含有膳食纖維多的蔬菜進食，反而會失去其他對腸胃貢獻一樣重要的營養素。植物營養素（phyto-nutrients）包括維生素、礦物質，以及植化素（phytochemicals），例如 β 胡蘿蔔素、異黃酮、多酚等，這些也很重要。

至於哪些蔬果會有這類植物性營養素，趙強營養師說，五色蔬果擁有的植化素種類與含量不一，但都是保護與防禦腸胃道的重要營養素。民眾不需要去記太多專有名詞，只要記得把5色蔬果平均攝食，每一餐不少於半碗蔬菜、至少做到每日5蔬果，能做到每日7～9份蔬果更佳。

要記憶5色蔬果的顏色，可用「十字路口的紅黃綠燈＋地上斑馬線的黑白色」來記憶，也就是「紅黃綠黑白」，其中黑色也包括紫色和藍色等顏色。

趙強營養師說，營養學博士吳映蓉提出另一種記法是「王力宏是白馬王子（「黃綠紅」是「白」馬王「紫」），只要記得口訣，每天從5種顏色的蔬果中挑選攝取，對於腸胃道都有幫助。

優酪乳退冰別超過30分鐘
以免益生菌失效、變質

　　優酪乳或發酵乳飲品可幫助腸道改善環境，讓好菌變多，壞菌減少。趙強營養師表示，人的腸胃道其實好菌壞菌都有，只是看哪種菌種占優勢。「老人家上廁所比較臭，這是因為腸胃道的壞菌叢較占優勢，新生兒尤其是喝母奶，還沒接觸副食品的嬰兒，腸胃道好菌多得不得了！」

　　優酪乳可增加腸胃道的好菌，因此營養師建議適度飲用，但坊間很多優酪乳或發酵乳飲品添加許多糖，民眾若想控制體重，則建議改喝無糖的產品。

　　趙強營養師提醒，腸胃道保健並非只能選用含有益生菌的優酪乳，雖然黃豆製成的豆漿不含益生菌，但因豆漿含有寡糖，可間接促進益生菌生長，也能對腸胃道保健有些貢獻。他自己就常喝無糖豆漿。

　　有些人喝冰的優酪乳，容易腸胃不適，施純光教授和趙強營養師說，「優酪乳可稍退冰再喝，效果一樣」，只是要

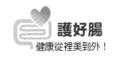

注意「優酪乳離開冰箱的時間不要超過30分鐘，否則裡面含
有的活性益生菌可能會因為溫度太高失去效果」。施純光教
授也表示，如果超過30分鐘，還要擔心雜質入侵營養豐富的
飲品環境，讓優酪乳發酸變質，因此如果要退冰，不要超過
30分鐘。

（採訪整理／吳宜宣）

1分鐘掌握常見主食、蔬菜、水果的膳食纖維量

	小於2公克	2至3公克	大於3公克
五穀根莖類	油麵、拉麵、饅頭、白飯、馬鈴薯	菱角、胚芽米、薏仁、芋頭、白吐司麵包、甘藷	糙米、玉米、蓮子、小麥、綠豆、紅豆、花豆、全麥吐司、燕麥片、小米
豆類	豆腐、豆腐皮		小方豆干、黃豆、黑豆、毛豆

	小於2公克	2至3公克	大於3公克
蔬菜類	小白菜、絲瓜、蘆筍、龍鬚菜、番茄、高麗菜、洋蔥、冬瓜、苦瓜	空心菜、花椰菜、筊白筍、菠菜、鮮草菇、蓮藕、油菜、芹菜、小蕃茄、芥蘭	黃豆芽、鮮香菇、鮮洋菇、金針菇、牛蒡、韭菜、青椒、空心菜、毛豆、四季豆、甘藷葉
水果類	蘋果（去皮）、香瓜、哈蜜瓜、水梨、李子、西瓜、蓮霧、楊桃、草莓、葡萄柚、甘蔗、文旦、鳳梨、水蜜桃、櫻桃、芒果	海梨、奇異果、桃子、木瓜、荔枝、香蕉、梅子	西洋梨、柳丁、榴槤、百香果、紅棗、黑棗、蘋果（連皮）、芭樂、梨（連皮）、龍眼、香吉士、酪梨
堅果及種子類		腰果	開心果、核桃粒、黑芝麻、杏仁果、松子、花生、山粉圓

（資料來源：北醫保健營養學系施純光教授
取自衛生署食品藥物消費者知識服務網 http://consumer.fda.gov.tw/）

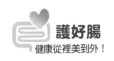

吃對6大好食物
腸道好人不老

別再費心尋覓腸道保養品，想要腸胃健康，就要從「吃」開始。幫助消化、促進腸胃蠕動、調整腸道環境、增加排泄通暢……，唾手可得的6大天然食物，讓你的腸子順暢運作不罷工！

促進腸胃蠕動》
糙米或全穀類食物

因為糙米的纖維高，可以刺激腸胃蠕動。臺北醫學大學保健營養學系教授施純光表示，糙米是全穀類食物，衛生署近幾年鼓勵民眾多吃全穀類食品取代精製白米，這是因為全

穀類的穀料外面有富含膳食纖維的麩皮，不像精緻白米吃的是胚乳，只有澱粉和蛋白質。

建議國人一天攝取20～30公克的膳食纖維，可是目前根據調查，年紀19～64歲的民眾每天只攝取16～17公克的膳食纖維， 而且多數來自蔬菜，因此建議國人應該除了蔬菜之外，多以全穀類主食取代白米。

調整腸道環境》
優酪乳、發酵乳

坊間一些優酪乳或發酵乳已通過健康食品認證，被確認可改善腸胃道環境，讓好菌成長，因此優酪乳對胃腸功能改善的確有功效。

至於優酪乳該怎麼吃？馬偕紀念醫院台北院區營養課臨床組組長趙強表示，坊間有很多貼有健康食品認證的優酪乳、發酵乳，家長可依照包裝指示，參考產品認證時所提出的實驗有效數量飲用，才能達成功效。

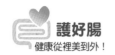
緩和腸胃道發炎》
薑黃

薑黃裡面含有抗發炎、抗氧化的成分，能緩和腸胃道發炎。施純光教授表示，印度人愛吃的咖哩就是從薑黃這種植物提煉出來，因咖哩的薑黃成分可抗發炎，多吃有益。即使有腸胃炎，也可適度吃咖哩飯。

假如有腸胃炎，通常會先禁食讓腸胃道暫時休息，等到進入恢復期，米湯是開始進食時的第一選擇，用來測試腸胃道機能是否已經復原到可以接受食物。

幫助消化》
木瓜

木瓜裡面含有木瓜酵素，可以分解蛋白質。吃木瓜或木瓜酵素可幫助消化，只是若遇到胃酸，酵素會全死光，所以必須讓腸胃道裡面先有其他食物，才能包裹著木瓜酵素，讓

酵素得以發揮分解蛋白質的效用。這也是建議飯後吃木瓜，幫助消化的原因。

抑菌、防止致癌物》
大蒜

以前行軍打仗時，衛生環境沒有現代好，軍人會在飲水或進食時嚼食生大蒜，因為大蒜本身就是廣效性的抗生素。大蒜不但可以抑菌，對於細菌性腸胃炎也有一定的預防效果，但是大蒜不能治療幽門桿菌引起的腸胃潰瘍，只能殺死一般的細菌！

此外，有研究指出，大蒜對防癌有幫助，但是否要生大蒜才有效？施純光教授說，的確很多研究報告是以生大蒜為研究對象，不過，煮熟的大蒜應該也有效果。

排泄暢通》
地瓜

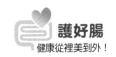

　　除了地瓜之外，也推薦牛蒡、豆漿、黑棗汁、青菜……

因為這些食物富含膳食纖維或有助腸蠕動的成分，可促進腸

胃道蠕動，自然排便順暢。

（採訪整理／吳宜宣）

哪些食物富含纖維、植化素？

● **全穀根莖類**
　　全穀類：未精製穀類、糙米、薏仁、蕎麥、燕麥……
　　塊莖類：地瓜、馬鈴薯、芋頭……

● **蔬菜**
　　根莖類：洋蔥、牛蒡、菊苣、蘆筍……
　　花果類：青花菜、花椰菜、南瓜、茄子……
　　蔬菜類：各種葉菜……
　　海藻類：海帶、紫菜、裙帶芽……
　　蕈　類：香菇、白木耳、黑木耳、各式菇蕈……

● **水果類**
　　香蕉、木瓜、蘋果……

● **豆類**
　　黃豆、毛豆、各種乾豆類……

（採訪整理／吳宜宣）

Chapter 6
想腸保健康、輕鬆排毒就該這樣做

如果腸道保持年輕，皮膚會顯得亮麗有光澤。

其次，因吸收力好，排便正常，不會累積毒素，

本單元將破除錯誤觀念，教你正確「腸道回春術」！

破除迷思
腸道回春才有力

　　西方有句名言，「一副好腸胃，比擁有好大腦還重要！」諾貝爾獎得主細菌專家梅奇尼可夫也說：「衰老始於腸。」腸道年齡是健康的指標，一旦老化，毛病接踵而來，不想當腸道銀髮族，得先破除迷思，一步步幫助腸道回春！

　　便祕、脹氣、拉肚子等生理情況，很多人覺得是家常便飯，因而不以為意，其實，點點滴滴的症狀，正提醒你健康亮紅燈！國內一項統計指出，54％的小學生有便祕的問題，國中生有48％，高中生則高達65％，腸道老化的程度比實際年齡多出10歲以上。

　　台北中山醫院胃腸科主治醫師吳德強表示，近年來，媒體不斷出現「腸道老化」這個詞，可不是為了打廣告。腸道

老化是指隨著年齡增加，腸道中的益菌減少、壞菌增加，長期下來造成腸子無法吸收營養，積存在體內的毒素卻逐漸進入其他器官。

　　腸道中的細菌數量是固定的，當壞菌增加，益菌就會等量減少，在此情況下，首當其衝的是肝臟。肝臟的功能為代謝、解毒，若受到影響，皮膚、免疫系統也會有問題，疲勞倦怠、感冒接踵而來。因此，腸道的問題不解決，不只是腸癌，也增加心臟病、老年失智、高血壓、肝硬化等疾病的比例。

　　如果腸道保持年輕，首先會表現在皮膚上，顯得亮麗有光澤，其次也因為吸收能力好，排便正常，不會累積毒素，相對提升各器官的健康狀況。想要讓身體健康，臉蛋更年輕水亮，從現在開始，就要進行「腸道回春術」。

1. 吃裡扒外

　　宿便，許多人恨不得除之而後快！據說每個人體內都有

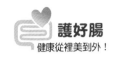
宿便，會影響健康，而消除宿便，可以減輕體重，讓小肚肚不見，真有這麼神奇嗎？

吳德強醫師表示，吃進去的食物約1～2天會排出，若沒有排乾淨，積存在體內就成為宿便。一般來說，宿便的量不多，不會對身體造成明顯的影響，更不會是腸道老化的主要凶手。飲食不正常、作息不規律，加上抽菸、喝酒等刺激，才是腸道老化的主因，且連帶使腸子的蠕動不正常，引起各種腸胃毛病。

哪些食物有助腸道大掃除？

吳德強醫師建議，多吃高纖的食物，可增加腸內的益菌；啤酒酵母中含有寡糖、維生素B群，以及胺基酸等，對腸道也有好處。

另外，吳德強醫師特別推薦「納豆」，因納豆菌具有整腸功效，可防止便祕，進入腸道後，會分泌大量的營養物質，對腸道健康有很大的幫助。至於很多人推薦的「醋」，

他則提醒，醋可幫助消化，但胃功能有障礙者，不建議飲用。

■優酪乳為何一直紅不讓？

優酪乳是近年來腸道保健風潮中的主角，臺北市立東新國小營養師麥素英表示，優酪乳的益生菌對腸道有益，廣義來說，益生菌是指「應用於人類或其他動物，藉由改善腸內微生物相平衡、有益於宿主的活菌」，這種活菌不會因消化酵素或胃酸而消失，能在腸道中生存1～2週的時間。

目前優酪乳提供的活菌有A菌（或稱為嗜乳酸菌）、B菌（或稱比菲德氏菌），與龍根B菌三種。這些益菌可助消化，改善腸道內的細菌生態，幫助腸道蠕動，加速排除腸內毒素，並抑制造成腹瀉的細菌及病毒生長繁殖。

為了照顧這些活菌，優酪乳在製作和運送的過程中，必須以低溫冷藏的方式保存。麥素英營養師建議，優酪乳最好在開封後24小時食用完，以免接觸空氣，受到其他細菌的污

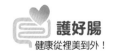

染。另外，優酪乳含豐富的蛋白質，置於室溫易變質，最好儘速冷藏，但不可冷凍，以免凍死活菌。

▓乳糖不耐症，可以喝優酪乳嗎？

東方人的體質大多有乳糖不耐症，不少民眾將優酪乳列為拒絕往來戶。其實，優酪乳中的乳酸菌，可將牛奶中的蛋白質切成小段，人體對優酪乳的吸收力會比牛奶來得好；乳酸菌還能把造成乳糖不耐症的元凶──乳糖，分解成半乳糖，對於缺乏乳糖分解酵素者而言，優酪乳可替代牛乳，成為補充營養的最佳選擇。

不過，麥素英營養師也提醒，優酪乳的好處多，並不表示喝愈多就愈好。市面上的乳酸飲料含糖量高，尤其是優酪乳，廠商為了讓口感更好，開發出不同口味，但熱量居高不下。另外，把優酪乳當水喝，也可能因喝進太多乳酸菌而產生拉肚子的狀況，建議每天喝約240cc的優酪乳，是比較恰當的分量。

■養生排毒餐，怎麼吃？

近年來，知名企業老闆紛紛實行排毒餐，不但身體力行，還讓員工在公司的餐廳內享用。麥素英營養師指出，排毒餐是以蔬菜、水果為主，再配合五穀的餐點，食材新鮮，加上富含抗氧化素、茄紅素、花青素等高纖蔬果，長期食用可使酸性體質轉變為鹼性體質，同時增強免疫力，進而減低罹患癌症的機率。

劉桂蘭中醫診所中醫師樂英如表示，高纖食品如五穀粗糧、胚芽等，可提高腸內益菌數，且增加糞便的體積，排便會較順利；相反地，若糞便過少，腸胃減少蠕動，就容易便祕。

2. 點石成金

上班族的運動量少，尤其午餐後，緊接著坐在辦公桌前工作，腸道的蠕動變慢。樂英如中醫師建議，久坐辦公室的

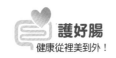

人，可常按摩穴道，穴道按摩具有調理性的功能，當腸胃的自主功能提升，按摩的次數便可減少，例如：消化不良時，多按摩「足三里穴」，足三里穴位於膝蓋的凹洞下方約3寸的部位，以指尖揉捏，但最好於飯後2、3小時再進行。

許多腹部的穴道和胃腸健康有關連，若排便不順，也可按摩位於肚臍兩旁3指位置的「天樞穴」，或是位於肚臍向外兩側下方各3指位置的「大巨穴」，常按摩大巨穴不但能幫助排便順利，對於脹氣也很有功效。

另外，腹部的「關元穴」位於肚臍下方約4指的位置，能幫助止瀉。位於肚臍上方約4寸的位置，有一個「中脘穴」，當胃部不適，像胃炎、胃痙攣、食慾不振、消化不良等，都可以按摩中脘穴，減緩不舒服的感覺。

3. 排山倒海

坊間流行的大腸水療，其實是利用水進入腸道，刺激腸道蠕動，達到排便的效果，真正的醫學名詞為「灌腸」，

這是一種侵入性的醫療行為，須由合格醫師且在必要的情況下，才可以進行。坊間打著「減肥瘦身」、「養顏美容」的口號，反而誤導民眾。

樂英如中醫師認為，水療清腸只能治標，無法治本，偶而進行一次還可以，經常使用會造成依賴性，以後若沒有水療刺激，腸道就不會蠕動。

除此之外，有些民眾選擇在家自行灌腸或進行腸道水療，但不小心反而灌破腸道，造成生命危險。樂英如中醫師也提醒，高血壓患者、懷孕婦女、洗腎患者，不適宜做灌腸或腸道水療。

吳德強醫師也舉例，曾有一位病患做大腸鏡檢查，在檢查之前要讓腸道淨空，需服用瀉藥再灌腸，但病患堅持直接灌腸，不吃瀉藥。醫師便讓病患先灌腸，再照X光給他看，使病患瞭解，灌腸只能清除腸道最下端的糞便，其他部分還是清不到。

所以，除非是嚴重的便祕患者，一般人想靠灌腸、水療來排除宿便，甚至達到瘦身、養顏美容之效，以專業的醫學

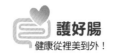

角度來看，不如循自然方式，從食物的選擇開始打理，更安全、省錢又健康。

4. 送舊迎新

腸胃不健康，是長期生活作息不正常所致，想讓腸胃回春，當然無法一蹴可幾，必須耐心執行。首先，每日攝取的水分要足夠，吳德強醫師指出，早上起床後，先慢慢喝下500cc的水分，一天要喝進2000cc～3000cc的水，以達到清腸的效果。

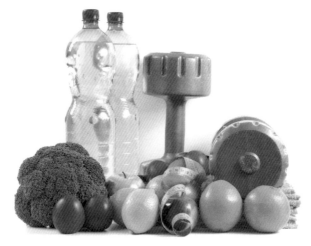

　　飲食方面，要定時定量，同時減少高蛋白質的攝取，多吃富含纖維質的食品；再者，養成定時上廁所的習慣，即使沒有便意，也要在馬桶上坐一會兒，訓練生理機能定時排便。

　　吳德強醫師建議，平時若吃得較油膩，應讓腸胃休息一會，每週實行一次斷食，約2～3餐，斷食結束之後，會發現腸子的敏感度增加，味覺也銳利起來。不過，這個方法不適合糖尿病、心臟病等慢性疾病患者。

　　此外，他提供幾種強健胃腸的方法，例如：以肚臍為中心，手掌以順時鐘的方向，熱敷按摩腹部，能達到調理腸胃的效果；飯後散步、隨時深呼吸，或做仰臥起坐，不但幫助消化，還可以增加腸的蠕動；而腹部運動，不只加強腹部的力量，也同時加強腸胃的力量，有助於排便順暢。另外，睡前以溫熱水泡腳，活絡血液循環，對腸道的蠕動也有幫助。

5. 展眼舒眉

　　除了食物、運動，壓力對腸胃的影響也很大，由於消

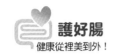

化運動受到神經系統控制，當壓力增加時，心跳加快、呼吸急促、體溫上升，腸道的蠕動會混亂，產生減慢或痙攣的狀況，所以一般人處於壓力之下，不是便祕就是拉肚子。

壓力過大時，應尋找紓壓的管道，或以腹式呼吸來減輕壓力。腹式呼吸法，是指吸氣時讓腹部凸起，吐氣時壓縮腹部，使之凹入的呼吸方式。

正確的腹式呼吸法，要在開始吸氣時全身用力，讓肺部及腹部充滿空氣而鼓起，但還不能停止，仍然要持續使力吸氣。然後屏住氣息4秒，此時身體會感到緊張，接著利用8秒的時間，緩緩將氣吐出，吐氣時要緩慢且長，不能中斷。

有些人會依靠藥物來減輕壓力，讓全身肌肉放鬆，但吳德強醫師強調，最重要的是瞭解壓力原，並訓練自己用自然的方式來減壓，例如適當的飲食、適度的運動、情緒的管控，幫助腸道回春，身心自然年輕亮麗。

（採訪整理／陳珮潔）

5 祕訣天天做就能擁有好腸道

　　早起喝水、多吃蔬果、少喝冷飲……5個祕訣天天做，輕鬆擁有健康腸道。

　　腸道健康，人不老。腸道在人體裡面，負責消化、吸收及排泄，每天必須辛勤工作，將吃進去身體裡面的食物消化成各個器官與細胞可以吸收的養分，再透過血液輸送給全身使用，並排出不必要的殘渣廢物。想要腸道健康，別忘了每天吃對食物！

祕訣1
每天早上起床後喝250cc溫水
喚醒腸道＋清腸

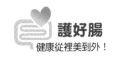

喝水能夠促進腸道蠕動，如果水分不足會造成便祕，早上未進食之前喝水，腸胃運作功能會比平常快速，當水分輸送到大腸後，會增加糞便含水量，協助排便，有消除便祕的效果。

溫水有熱度，與人體體溫相近，不會刺激胃壁，早上未進食之前喝杯溫水比涼水來得好。國泰醫院肝臟中心主治醫師張涵郁建議，早上空腹喝1到2杯溫水，1杯約250cc。

祕訣2
1天飲用2000cc水
代謝順暢遠離便祕

身體是水做的，然而，喝水不足是現代人的通病，有人不喝水的原因是不喜歡經常跑洗手間，甚至會用憋尿方式降低上廁所的次數，但水分不足時，易有便祕問題，若有憋尿習慣，還會引發腎臟炎及腎結石的機率，得不償失。亞東醫

院肝膽胃腸科主任李宗熙建議，每天一定要喝足1500～2000 cc的水，才能促進腸道健康。而張涵郁醫師也常叮嚀病患要多喝水，且要喝好水，才有滋養細胞作用。至於瘦弱、體質寒涼的人，不適合飲用低於體溫的冷水，宜喝溫開水。

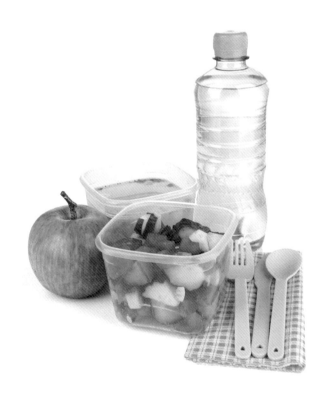

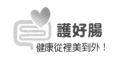

護好腸
健康從裡美到外！

祕訣3
少喝冰水、含糖冰飲
降低腹瀉機率

　　現代人喝冰水已司空見慣，尤其是炎炎夏日，常是猛喝冰水、含糖飲料，以為可以散熱，殊不知，這是慢性健康殺手。一旦冰水下肚，體溫會迅速降低，大腦誤以為是體內熱量散發出去，於是下達停止排熱的命令，這時，原本正在排汗的毛孔便會排泄不暢、散熱困難，對健康不利。此外，冰水、冷飲也容易刺激咽喉、腸胃，易引起喉痛、腹瀉、腹痛、胃痙攣。至於含糖飲料，張涵郁醫師表示，其糖分高，所含果糖會促使腸道壞菌滋生，易引起腸道發炎。

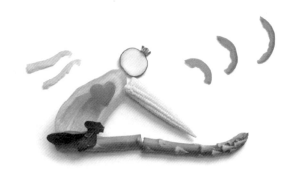

126

祕訣4
多吃蔬果促進腸道蠕動
不再當臭鼬

　　放屁是人體自然反應，李宗熙醫師表示，咀嚼時，吞入消化道的氣體會從口腔或肛門跑出來，另外停留在大腸和直腸內的殘渣、廢物經細菌發酵時也會產生氣體，尤其是吃了蛋白質含量較高的肉類，屁中硫化氫和糞臭素含量升高，此時屁有明顯的臭味。若經常放臭屁，張涵郁醫師表示，代表肉類吃太多，體內酸性物質過多，該立即調整飲食習慣，避免健康惡化。

　　常吃澱粉含量高的食物，像番薯、馬鈴薯，很容易產生發酵氣體，會不停放屁，若常吃柚子、葡萄柚這類含有高纖維的水果，會刺激腸壁蠕動，一樣容易放屁，但對身體有幫助，能夠促進糞便排泄，維持良好的消化功能。

護好腸
健康從裡美到外！

祕訣5
每日5蔬果
宿便清乾淨

　　每次大便都有沒排乾淨的感覺，會不會是腸道出了毛病？這是現代人的通病，張涵郁醫師認為和飲食習慣大有關聯，常吃白飯、白麵、肉類這類精製食品，少了膳食纖維的協助，致使大便稀薄、不成形。若又愛喝冰水、含糖冷飲，使得身體寒氣過重，一旦氣虛，解大便的力量變弱，就會出現解不乾淨的感受，建議要多補充水分，吃高纖維或溫熱食物，像全穀雜糧、堅果類，提升體內熱氣，有助排便。

（採訪整理／梁雲芳）

Chapter 7
食安風暴下
自保要懂的用油知識

黑心油連環爆，自己榨豬油真的最安全？
植物油好，還是調和油好？
本篇教你認識油、吃對油、用對油，食得安心！

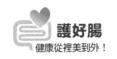

護好腸
健康從裡美到外！

如何選對油？
先從認識油開始

　　黑心油連環爆，家家瘋榨油，自己榨豬油真的最安全？植物油好，還是調和油好？懂得認識油、吃對油、用對油，才能食得安心！

　　港星周潤發曾說，小時候生活艱苦，只要一塊蘿蔔，幾塊豬油渣，就可以配一碗飯，而且豬油渣還捨不得吃，務必留給阿媽。雖然周潤發把豬油配飯形容得這麼幸福，但自經濟好轉以來，豬油就被嫌棄，認為它是萬病根源，吃它好像生吞膽固醇，一吃就會阻塞心血管，可能中風、心臟病發。

　　然而，自眾多大廠油品相繼出問題後，豬油突然鹹魚翻身。消費者趕著跑市場買豬皮榨豬油。攤商粗估，業績因此成長兩成，直言不是熟人提早吩咐，絕對買不到。 這到底怎

130

麼回事？豬油被逐出餐桌的原罪並沒消失，卻因食安風暴，搖身一變人氣油。但這樣吃，真的比較健康嗎？

文化大學保健營養學系教授施明智表示，油脂提供人體熱量，油分「可見的油及不可見的油」，如糕餅零食藏多少油看不到，家庭食用油看得到，卻可能被錯用，所以要認識油、吃對油、用對油，才能食得安心。

榮新診所營養師李婉萍表示，油脂對人體的重要性是提供含人體無法自行合成的必須脂肪酸。脂肪酸的種類決定油的營養價值、耐不耐炸。脂肪酸分三種：飽和脂肪酸、單元不飽和脂肪酸、多元不飽和脂肪酸。

這3種脂肪酸好像三角形相互依賴，任何油都含上述3種型態的脂肪酸，只是比例不同，若攝取飽和脂肪過多，易造成低密度脂蛋白膽固醇（俗稱壞的膽固醇）增加；不飽和脂肪很多，在體內產生過氧化物，導致發炎變多，也有致癌的潛在危機。

（採訪整理／陳淑英）

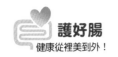

護好腸
健康從裡美到外！

油品穩定度比一比

	油性／優點	缺點	主要來源
飽和脂肪酸	穩定，不易變質	會增加膽固醇合成，多餘的膽固醇堆積在血管壁，會增加心血管疾病風險	豬牛油、棕櫚油
單元不飽和脂肪酸	穩定性居次，可降低壞膽固醇		堅果、苦茶、橄欖、芝麻油
多元不飽和脂肪酸	含有人體必須的脂肪酸 Omega-3、Omega-6，但最不穩定，易受熱變質	易受熱變質，吃進已變質的油，會在體內產生有害自由基	大豆、玉米、葵花油

（採訪整理／陳淑英）

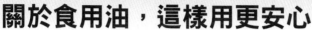

關於食用油，這樣用更安心

Q 調和油到底能不能用？

正解》 榮新診所營養師李婉萍以之前鬧得滿城風雨的假調合油為例，解釋業者為了節省成本，提供消費者一項低價的選擇，會將兩種或兩種以上精煉的植物油，按不同比例調配製成。「調合油的優點是脂肪酸穩定，可放心烹調。」可惜有些廠商販售調合油，標示未符合法規。消費者採買要注意兩點。

1. 看包裝，檢查有無調合油字樣。若未標示，表示只含一種油脂。

2. 如果包裝上有調合油字樣，表示混合兩種以上油脂。此時要詳看品名，核對成分。例如，品名為「橄欖葵花油調合

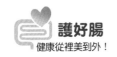

油」，成分標示橄欖油、葵花油、大豆油，表示橄欖油、葵花油含量應分別至少占30%以上。

「調合油營養價值並不差」，李婉萍營養師說，像常被用在調合油中的大豆油，含有最多人體所要的必須脂肪酸Omega3、Omega6。

Q動物油又香又好清理可以常用嗎？

正解》 近期爆紅的豬油、雞油等動物油，吃來很香、烹調無油煙，流理台好清洗。美中不足的是現代人肉吃太多運動少，再多吃動物油，會增加生病風險。李婉萍營養師說，若想用豬油料理，要避開膽固醇過高的烹調法，「可用豬油炒青菜，或豬油煎豆腐，千萬不要豬油炒豬肉，以避免油脂過量，吃進過多膽固醇。」

李婉萍營養師提醒，「最好是用食物本身的油去烹調」，如滷豬腳或熬排骨湯，冷卻後將浮油撈起來炒菜。

Q植物油就可安心用？

正解》很多人吃過香噴噴的豬油牛油後，有罪惡感，於是又改吃花生油、玉米油、橄欖油等植物油。植物油擁有人體所需的必須脂肪酸，但飽和脂肪酸較少，對心血管疾病風險較低。但植物油不穩定，有廠商將其精製，過程中會除掉雜質水分及難聞的氣味，有利長期保存，但會過濾掉油脂中的多酚或是植物素。精製植物油脂肪酸安定，可煎炒炸，如Pure橄欖油。反之，未精製的植物油，較適合涼拌與低溫烹煮，如Extra Virgin橄欖油。

Q自己在家榨油最安心？

正解》有人被這場油品風暴嚇到後，索性在家自榨豬油、雞油、鴨油，甚至花生油、麻油。文化大學保健營養學系教授施明智提醒：動物油因含有膽固醇，不利健康，同時自己榨油要注意原料新不新鮮？不新鮮的豬皮榨出的油有酸敗味。

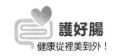
同時，若採低溫逼油可得氧化較少的油脂。自己在家用榨油機榨出的油外觀有點濁，正是因為未精製而含雜質，而且原料未烘乾含水分，會令油質不穩定。因此，專家並不鼓勵民眾自己在家榨油。

民以食為天，一般人可以拒吃有反式脂肪的夾心餅，可以不喝含糖分、磷酸著色劑的可樂，但是，很難不吃油。施明智教授說，就算是素食者，烹煮素料過程也會用很多植物油。現代人長期吃太油，「不管真油假油，就是要少油。」想要在食油亂世之中保健康，先要改變飲食習慣，其次「一定要知道什麼油適合什麼情況用」。

（採訪整理／陳淑英）

小常識

記得，別一瓶油用到底

既然油無罪，不管是動物油或植物油，都沒有絕對好壞之分，廚房究竟要備什麼油比較好？榮新診所營養師李婉萍建議：「從油的脂肪酸含量、發煙點、有無精煉，再配合煎煮炒炸或涼拌等烹調方式，決定用油的種類。」有3項判斷原則：

判斷1▶<u>油安不安定？</u>
富含飽和脂肪酸的油最安定，其次是單元不飽和脂肪酸，再者是多元不飽和脂肪酸最不安定，容易分解氧化。

判斷2▶<u>耐不耐高溫？</u>
油加熱到開始冒煙的溫度叫做發煙點，發煙點高的油較耐高溫，任何油只要超過發煙點，就開始變質。

判斷3▶<u>有沒有精煉？</u>
一般未精煉的油發煙點較低，遇高溫易變質，例如「純」麻油，所以宜拌不宜炸（苦茶油例外）。

綜合以上判斷，要高溫油炸，可用豬油，因為飽和度高、油質安定，耐高溫不易變質。要煎炒，可用精製橄欖油、葵花油、玄米油，富含單元不飽和脂肪酸，耐中溫烹調。要涼拌，可用未精製的純芝麻油、冷壓初榨橄欖油。換句話說，一般家庭不妨依料理手法，準備適合低中高溫烹調的3種油因應。

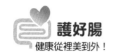

如果真搞不清，還有一種適宜各種煮法的「萬用油」——芥花油和純苦茶油。這兩種油穩定度高，發煙點逾240度，芥花油的單元不飽和脂肪酸含量高達六成。

不過，營養專家還是建議盡量少油，可用「水油炒」，加一點水半炒半煮，再加入油，水的燃點只有100度，能讓油溫降到100度左右，這種炒菜方法，較能避免油遇高溫而變質。

至少準備三種油，因應拌炒炸

 推薦用油：豬油、椰子油、棕櫚油。
理由：飽和度高、油質安定，耐高溫不易變質。

 推薦用油：精製橄欖油（如Pure橄欖油）、葵花油、玄米油。
理由：富含單元不飽和脂肪酸，耐中溫烹調。

 推薦用油：未精製的純芝麻油、冷壓初榨橄欖油（如Extra Virgin橄欖油、Virgin橄欖油）。
理由：富含單元不飽和脂肪酸。

10個你一定要知道的用油對策！

食用油百百種，除了挑對油，使用方式也要正確，10個你一定要知道的用油對策，讓你安心用油，健康吃！

寒流一波波報到，氣溫像溜滑梯般下降，冬季食補最經典的料理之一就是麻油雞，特別是婦女生產坐月子，燉麻油雞補身是祖傳習俗。以前吃麻油雞心裡擔心的可能是「吃完這一碗油，會不會增胖」，但想歸想，吃起來還是很幸福。難過的是，現在吃麻油雞心裡想的是「它純嗎？到底麻油宜拌，還是宜炒？」幸福感消失，取而代之的是滿肚子問號。

文化大學保健營養學系教授施明智表示，油也有宿命，芝麻油屬未精製油（因為精緻後沒芝麻味就不香了），發煙點達177度，油性穩定是很好的食用油，宜拌宜炒。

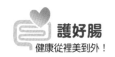
　　有些不肖商人雖寫芝麻油，但其實是混沙拉油，沒有誠實販售。芝麻加沙拉油調合販售的叫香油，主要用來拌菜增風味。

　　知道麻油由來，進補更有底，多了解油品常識，才更能吃出健康，以下是安心用油10對策。

♥ 安心對策1
用油要適度，少油少熱量

　　施明智教授說，1公克的油約產生9卡熱量，人一日需油脂最高建議量為占1天總需熱量的30％。若一天要2000卡熱量，脂肪類占600卡，約只要66公克。可是，現代人多外食或多食加工食品，其中隱藏許多油脂，若全部吃下肚，對身體是負擔，因此建議在家烹調少油少熱量的料理。

♥ 安心對策2
油放陰涼處，忌新舊混用

　　榮新診所營養師李婉萍表示，油有四怕：怕高溫、空氣、光線和進水，所以油要避光、密封、低溫和防水。千萬不要放在爐火上下左右邊位置。一旦沒做好保存，會加快油脂氧化變味，下肚後會產生壞自由基。

　　衣服可混搭穿戴，油忌新舊混用。當油脂色澤變深且黏稠，或是油炸時出現白色小泡沫超過鍋子面積一半時，表示油變壞，要趕快換新。

♥ 安心對策3
配合拌炒炸，準備3種油

　　現代營養學家常建議消費者不要偏食，要吃多種食物，食用油也不例外。因為每種油所含脂肪酸量及比例不同，適合烹調的方式也不同，一般家庭最好改變「一瓶油煮透透」的習慣，準備低溫涼拌（純芝麻油、冷壓初榨橄欖油）、中溫煎炒（精製橄欖油、葵花油、玄米油）、高溫油炸（豬油、椰子油、棕櫚油）3種油依料理手法換著用。

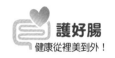
♥ 安心對策4
多廠牌輪用，以分散風險

　　自兩年前塑化劑風波以來，臺灣又冒出黑心油，連麵粉、泡麵也中彈，在各家廠牌紛紛中標的情況下，有人嘲諷「均衡飲食就是把各種毒均衡下肚」。在政府法令補強之前，除了選有信用廠商的油品，確保油質新鮮，不妨各廠牌輪流用較保險，好像買菜要不同產地、不同攤商分散風險。

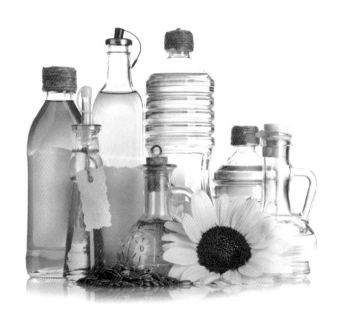

♥ 安心對策5
宜買小包裝，油耗味勿用

因為油開封後即開始氧化，現代人忙碌，外食機會多，如果買大瓶，擺放位置又不對，易生油耗味，買小瓶較好保存。

♥ 安心對策6
精製油好看，未必最營養

李婉萍營養師解釋，精製油是指一般食用油經脫膠、脫酸、脫色及脫臭等過程，讓油品聞起來沒有異味，外觀看起來清清如水，賣相好，不易腐敗。優點是水分變少，穩定度變高，適合高溫油炸。缺點是加工過程中會去除掉一些植物雜質如「植化素」，而「植化素」正是追求健康者最重視的抗氧化劑。因此常用精緻油烹調者，飲食中更要多增加蔬果的攝取量，以獲得蔬果的植物素保護。

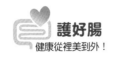
♥ 安心對策7
少吃精緻糕餅，避免反式脂肪

植物油氫化後會改變油脂飽和度，使液態油變半固態或固態，提高耐炸度，如人造奶油、酥油。經過氫化後的油脂會產生反式脂肪酸，身體無法代謝，比飽和脂肪更不健康，只要少量的反式脂肪，就會讓心血管疾病罹患風險增加23％，是健康隱形殺手。

♥ 安心對策8
油燒七分熱，勿冒煙烹調

李婉萍營養師說，每一種油的冒煙點都不同，就算是一樣的油在不同季節、不同品種，冒煙點也不一樣。不同器具如中式炒鍋與平底鍋，因表面接觸空氣不同，冒煙點也會改變。不管哪種油，冒煙點多在100度以上，一旦超過冒煙點，看到油鍋出現煙汽，意謂油開始變質，恐產生有毒物質，所

以不要熱到冒煙才下菜入鍋，以免對健康造成潛在危害。

　　為避免過度加溫加速油脂氧化，有人會用料理專用溫度計檢測，也可用手掌測油溫。手掌放離鍋面約10公分，若無溫熱感，約低溫100度左右；若掌心溫溫不燙手，約中溫120度；若感到燙手約高溫180度；如果油面平平，油煙密又急，有灼人熱氣，食材下鍋後有爆破聲，約250度，最好不要在這麼高的溫度加工任何食品。

♥ 安心對策9
水油法炒菜，廚房無油煙

　　炒菜前，鍋內先放一點水，水滾了再放油，然後放菜。這種加點水，讓油溫降到100度左右的炒菜方法，是現在最流行的「水油炒」。好處是油不會變質且少油，吃了較健康。也有人將洗好的菜直接放入冷鍋冷油中，這時水分不少，炒菜一樣無油煙。也可加一點水半炒半煮，起鍋前淋一點油。水油炒也可用在肉類，先將肉用水燙半熟，起油鍋加水滾，

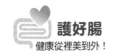

再把肉放進去煮熟。

♥ 安心對策10
回鍋油變質，勿拿來炒菜

　　施明智教授表示，有些油脂耐高溫油性穩定，適合油炸，如棕櫚油就是專門的「油炸油」，有些是加工後適合油炸，如黃豆油。住家食用油主要功能是炒菜，若用來炸物就易變質。已經不宜炸物的油又拿來重複使用，油性怎堪歷經一而再、再而三的變質？因此，宜避免此作法。

（採訪整理／陳淑英）

Chapter 8
分清偽食物
腸道無負擔

食安問題層出不窮，什麼才是健康食物？
本篇教你揪出偽食物，
讓你吃得安心，吃得健康！

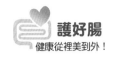

你不知道的假食物：
食品添加物真相

　　電視新聞屢屢報導食安問題，蝦球沒蝦、雞塊沒雞肉，一種點心起碼有4～5種添加物，我們一天到底吃進多少食品添加物？還有哪些真食物能吃？

　　近幾年，民眾從媒體、網路上看到層出不窮的塑化劑、瘦肉精、毒澱粉、假油、假醬油、蝦球沒蝦的問題，深刻感受到食品安全出了嚴重狀況，其實對餐飲業、食品業者來說，偽食物早已不是祕密，甚至是營業常態。

偽食物多到超乎你的想像

　　以火鍋為例，是寒冷冬天最溫暖的抗寒佳餚，本該由

蛋豆魚肉、各式蔬菜一塊烹煮，應是少油、少鹽、多纖維的健康飲食，但目前市售的火鍋，從湯底到火鍋配料，不全然是真食物，還攙雜許多食品添加物，反而成為危機四伏的飲食。

有一家有機火鍋店，了解食品業界慣性的作法，在座位上放置了一張紙條，用比較方式讓用餐者了解市售火鍋料的來源。湯底用的不是骨頭（豬骨、雞骨、牛骨）、新鮮蔬果（玉米、黃豆芽、海帶、蘿蔔）熬約1小時而成，而是直接用看不到食物原狀的大骨粉、雞粉、蔬菜粉、味精或化學濃縮劑調配而成，甚至用「一滴香」調味劑，沒幾分鐘，清水變雞湯。

至於一般人最愛點的丸類、蝦貝類火鍋料，不是單純用新鮮肉類、蝦貝類現打成漿製成，為了口感更Q、更香、保存期限更長及低成本，攙入了修飾澱粉、醋酸、黏稠劑、漂白劑、防腐劑。加入過多化學添加物的火鍋，不再是健康的美食，長期下來，可能會導致肝腎病變、過敏、抵抗力下降等問題。

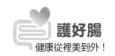
老鼠、蟑螂都不吃的食物
你敢吃嗎?

　　火鍋料只是冰山一角，三聚氰胺、瘦肉精、塑化劑、使用過期原料發生之時，我們總以為這是最後一次，食品業者應會自省，但相繼出現的毒澱粉、以劣質米混充優良米、以低質油混充高質油、以化學釀製混充天然釀造醬油的食安問題層出不窮後，我們不得不對食安問題，有更高的警覺。

　　為食品安全把關有25年之久的前食品藥物管理局技正文長安，目前在輔仁大學餐旅管理學系擔任講師，在其著作《教你安心買，健康吃》一書中提到「明明常見的食用香料，卻來自化學工廠，或是以工業原料的科目報關」，清楚說明食用香料的原料不是食物，而是化學物，正因為如此，文長安形容「更驚人的是，工廠內根本不需要進行病媒防治措施，因為老鼠、蟑螂、蒼蠅、蜘蛛比人類更清楚吃進化學原料可能危害健康的恐怖後果，早就退避三分，自動止步。」

如果連儲藏食物的地方都沒有小動物出沒，過度添加的食安問題一定會層出不窮。為了食的安全，我們必須將食物選擇權交給自己，從瞭解食物來源、親自採買、處理食材、簡單烹調做起，才能避免吃到看似食物，實為變質的食品。

民眾要當心！
添加物氾濫成災的飲食危機

1. 磷酸鹽類

　　文長安老師指出，國內食品添加物高達8000到9000種，仍然不斷增加，品項之多，常連營養、食品的專業人士都無法一一了解。

　　臺北市立聯合醫院營養部主任金惠民在大量閱讀國外研究報告以後，發現到食品添加物中的「磷酸鹽類」，是長期被忽略的健康殺手，不是只有慢性腎臟病人需要控制磷，食物中的磷也需要限制，避免成為另類的反式脂肪酸，引起心

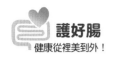

血管疾病。

金惠民營養師解釋，血磷一旦提高，會引發鈣恆定失調，促使血管鈣化，出現心血管疾病、高血壓、骨質疏鬆等疾病。可怕的是，<u>磷酸鹽類被廣泛用在火鍋丸餃類、香腸火腿肉品加工類、速食麵、米粉、河粉、蘿蔔糕、炸雞、奶精粉、冰淇淋及碳酸飲料中</u>，有許可證號的磷品項已達640項，林林種種的磷酸添加物，連學營養的她都驚呼不已，原來我們吃了一輩子的食物，只因添加物使用氾濫，早已成為難以阻擋的飲食危機。

2. 著色劑、防腐劑

英國食品標準局研究顯示，<u>孩童吃太多含有著色劑、防腐劑的糖果、冰淇淋、甜食、飲料及加工食品，會出現易怒、不專心及學習緩慢現象。</u>

英國民間監督團體飲食委員會（Food Commission）」也曾針對食用黃色4號、黃色5號、紅色6號、防腐劑苯甲酸鈉、

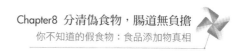

著色劑5種添加物的食品，進行孩童行為觀察研究，結果發現，<u>每4個小孩中會有1個受到影響，容易過動、易怒。</u>

在國內，除了著色劑衛生福利部沒有公告使用外，其他都是合法添加，也就是說，隨意買了一包洋芋片或糖果，就吃下去4～5種食品添加物，但每天3餐，外加各式點心，食物種類至少有30種，若每種都含有食品添加物，換算下來，量很可觀。文長安老師以其經驗建議，食品添加物是可以吃的，只是每人每天不要攝取超過150種添加物，這是最低底線，但只要食物種類不斷往上攀，添加物無止盡向上添加，有誰能保證不會超過！

想要自保，唯有盡量接觸、選擇真食物，才能避免吃進披了真食物外衣的偽食物。

（採訪整理／梁雲芳）

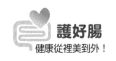

飲食3祕訣，遠離「偽」食物

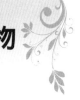

　　食安問題連環爆，芝麻油沒用真芝麻，米粉沒用真米糰，到底什麼才是真的？什麼才能吃？3個健康飲食祕訣，教你揪出偽食物，讓你吃得安心，吃得健康！

　　民以食為天，可是面對一波又一波食安問題，我們該如何遠離化學添加物的毒害？為食品安全把關25年的前食品藥物管理局技正、目前在輔仁大學餐旅管理學系擔任講師的文長安、董氏基金會食品營養組主任許惠玉、臺北市立聯合醫院營養部主任金惠民提供3大飲食祕訣，雖然不能完全避免，至少能拉大與偽食物之間的距離。

1. 別被食物漂亮外表迷惑
　 少加工食品，多原味食物

　　許惠玉主任表示，每種食物都有原狀，如胡蘿蔔有其樣貌、花生有其外觀，很容易辨認，「一旦製成胡蘿蔔汁、花生醬時，就很難辨認是否攙假，消費者何不花時間跟真食物接觸，這樣較易透過個人經驗，了解何者為真，何者是偽食物。」真食物的外表不會漂亮，貯存以後，新鮮度降低，原味會變質，「但這種漂不漂亮、原味是靠個人味蕾的經驗，長期培養而來。」她認為多接近、多吃真食物，食物的各種變化自會成為飲食文化，深植在生活中。

　　食物與食品之間，看起來很相近，但彼此有很大的分野，真食物是本身會變質，像魚、肉、蛋、蔬、果等生鮮食物，但近年來基改食物愈來愈多，文長安老師特別強調，優質的真食物要回到傳統的生產方式，而不是透過基因改造長成的食物。

◎ 豆漿要有豆香味、煮沸時有泡沫

　　愈接觸真食物，就會愈了解真正的豆漿是在煮沸時會產

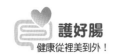

生泡沫，且有淡淡豆香味；現在的豆漿加了消泡劑，少有泡沫，若採用的是基因改造黃豆，沒有豆香味。真正的豆腐無法久放，一般室溫下，超過半天就會發酸；現在的豆腐，常添加了苯甲酸或過氧化氫，具有漂白、防腐雙重效果，顏色較白，放一天都不會壞。

◎ 足齡生長的牛才是好牛

真正的肉牛不是穀物飼養，是要吃牧草，且是足齡生長的牛，現在的肉牛是吃玉米等穀物混合飼料，是從牛隻骨骼結構及瘦肉顏色研判生理成熟度，不是實際的成熟年齡，所含的 ω-6脂肪酸及 ω-3脂肪酸比例平均是25：1，兩種油脂失衡情況嚴重，吃入人體易引起發炎現象。

◎ 米粉應是米糰製作，而非修飾澱粉製成

真正的米粉是百分百米糰製成，煮熟後很容易斷掉；

現在的米粉用了大量的玉米澱粉，這是一種經過酸性氧化處理的修飾澱粉，具有防腐作用，不易斷裂。傳統饅頭是用天然酵母自然發酵，再用一塊已發好的老麵與新麵一起揉成饅頭，製作時間較久；現在的饅頭為了縮短製程，會用小蘇打、發粉等鹼性物質催化成熟麵糰，但麵皮易變黃，業者又再加入漂白劑，增加白饅頭的賣相。如果食物久放不壞，久煮不爛，久放味不變，就要警覺多半是加了許多食品添加物的傑作。

2. 健康飲食從認識食物開始
建議假日親自烹調三餐

　　在外面吃飯的時間愈頻繁，就愈看不到食物的原貌，吃到偽食物的機會就愈高。要遠離偽食物的積極作法是在家烹調三餐，從到市場買菜、挑選食材、洗菜、切菜，再到烹煮階段，都是了解、認識真食物的過程，也才有機會分辨真偽；而親自下廚烹調出來的料理，也是最新鮮、最營養、最

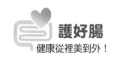
安全的食物，不會有過度調味、化學加工偽食物，同時會珍惜真食物的得來不易。

許惠玉主任偶爾下廚料理，會採用食材搭配法，烹調出無油、無鹽，卻原味十足的佳餚。她坦言，一般人習慣添加物的口感，開始食用原味食物時很不習慣，甚至覺得沒味道，但長期食用，就會吃出食物多種層次的豐富感。文長安老師改吃蔬果素食已有十年，他太了解吃下肚的每一口食物來源，所以選擇用真食物填飽肚子。

3. 購買食品應嚴格挑選
看清成分、營養標示

面對生活中的各式食品，購買時一定要養成仔細挑選，研究成分及營養標示的好習慣。金惠民主任以挑選米粉為例，以往只要看到包裝上有「米粉」二字，很多人就直接放進購物袋，自從媒體報導米粉裡面沒有米，而是由玉米澱粉取代後，挑選米粉時，不僅要看營養標示，還要看食品成

分，是否有百分百米的成分，而且要比較顏色，純米粉色澤較黃，調和米粉色澤較白，烹煮時，純米粉容易斷，調和米粉不易煮爛。

　　金惠民營養師喜歡吃米粉，從小烹煮米粉的記憶是愈煮愈斷裂，所以煮熟要立即熄火盛盤，近年來發現米粉久煮不爛，後來才恍然大悟是摻進了大量的修飾澱粉。文長安老師解釋，玉米澱粉是一種經過酸性氧化處理的修飾澱粉，跟整顆玉米磨碎的玉米粉不同，經酸化後具有防腐作用，不用添加防腐劑，但後遺症是很難消化，對消化功能不好的人來說，吃了會不舒服。金惠民營養師也提醒，不只是米粉，任何放在賣場貨架上的食品都必須多一點警覺，盡量選擇食材含量高的食品。

（採訪整理／梁雲芳）

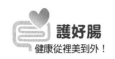

如果三餐老是外食，
趕緊調整飲食習慣！

外食族比例逐年升高，在方便、簡單、快速之下，外食族大口啖進的美食，是補充所需的營養，還是帶來致病的健康隱憂？

國內外食族愈來愈龐大，不只小學生從小就當「老外」，自己在外用餐；不少雙薪家庭的父母工作忙碌，即使跟孩子一起吃飯，也是買便當、叫外賣。

外食提供方便且多樣的選擇，對此台大醫院營養部營養師翁慧玲提醒，外面的餐廳為了求快，烹調上多高鹽、高油、高糖，加上供應的蔬菜水果種類有限，蔬果類明顯不足，更要懂得慎選，以免產生高血壓、高血脂、高血糖等三高疾病及飲食不均衡的問題。

九成三民眾有外食習慣
路邊攤最受青睞

　　根據波仕特線上市調網在2009年進行的「外食習慣」網路民調，發現高達九成三以上的民眾都有外食的習慣，甚至有33.74%的民眾，一周外食的天數超過4天。

　　分析這些外食族群，愈年輕者所占比例愈高，比如15～24歲中，有15%幾乎餐餐都在外面吃；外食的選擇以「路邊攤」占37.41%最多，其次為「小吃店」31.77%，第三為「便當店」31.10%，「自助餐店」26.24%居第四。

高鹽高油高糖
助長代謝症候群機率

　　翁慧玲營養師分析，外食族多尋求方便，以喜好、隨興為導向，加上現代人口味偏重，認為香一點、炸脆一點才好吃，導致外食常吃進高鹽、高油、高糖，大幅增加了三高

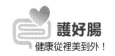
疾病和代謝症候群的機率。像外食的燙青菜往往會淋上滷肉汁，不然就是為了求速度，小吃店用過多的油來快炒青菜，因此即使吃的是青菜，仍替身體附加了許多油和鹽。

其次，高溫油炸是外食最常使用的烹調手法，知名部落客營養師Stella劉素櫻表示，高溫會使油脂酸敗，產生危害身體的自由基，若是使用可保存久的精製油脂，不但營養成分被去除，使用後還會產生反式脂肪，影響心血管健康。

外食族吃進的纖維質
少得可憐

外食另一個問題是沒有均衡飲食概念，肉愈大愈好的偏見，加上配菜多是豆腐類、滷味，就營養素而言，翁慧玲營養師說明，外食往往提供過多蛋白質，蔬果量明顯缺少易造成纖維素不足，不僅易導致便祕，也讓大腸癌發生率愈來愈高。

劉素櫻營養師也指出，外食還會造成澱粉食物選擇不當，許多人減肥首選就是不吃澱粉類，但為什麼仍瘦不下

來？因為他們捨棄了五穀根莖類主食，但饑餓感反而讓她們吃更多精緻的糕點和含糖飲料，攝取了過多的油脂與糖分。

　　根據衛生署的最新飲食指南，若沒有運動習慣，成年女性每日攝取熱量約1500大卡、男性約1800大卡。以女性為例，1600大卡的均衡飲食一天總菜量，約為2份奶製品、3碗五穀根莖類、4兩肉類、2份水果、3份蔬菜。

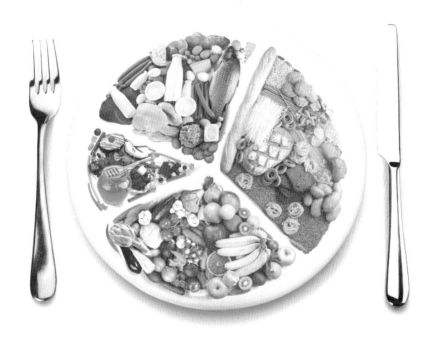

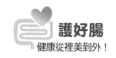

　　劉素櫻營養師說明，1兩肉類大約2指大小，因此若吃1根棒棒腿至少就有3份、1整隻雞腿則可達5份以上的量；1份水果約莫1顆柳丁、1顆葡萄柚則約2份水果的量，但現代人多喝榨汁果汁，膳食纖維缺少、但水果熱量大增；1份蔬菜約100公克的菜碟，若以自助餐盒放菜的格子來看，裝滿也可能只有半份。

不要固定吃那幾家
輪流選擇營養更多元

　　翁慧玲營養師指出，外食不能全然與疾病畫上等號，但如果長期外食，沒有適度調整或替代搭配，罹病風險相對較高。她解釋外食選擇其實很多元，但多數人選購前沒有先想自己需要什麼，往往都是求快、跟從別人的意見，可能固定就吃那幾家，建議先了解工作地點或居家附近外食店家的特色，輪流選擇，避免餐餐都吃炸物。

　　至於常吃太多、受肥胖困擾的外食族，劉素櫻營養師

建議可先選擇小包裝，從減量開始做起，再慢慢調整菜色習慣。

外食若吃壞肚子
適時補充電解質

外食不只要注意營養，更要關注新鮮度的問題，劉素櫻營養師解釋吃壞肚子的原因主要有兩種：一是海鮮類或生食，不新鮮就可能出事；另一種則與老闆習慣有關，比如食材常反覆解凍、生熟食沒有分開處理，或是一邊煮東西一邊找錢，都可能帶菌。

如果吃到不乾淨的東西，多數人會拉肚子，這是身體自我保護的本能，如果是嚴重水瀉、也就是糞便不成形，可能會脫水，劉素櫻營養師表示這種情形下應補充電解質補充液，必要時就醫治療。如果是便祕問題，處理方法則不一樣，建議適時補充優酪乳，或是多吃蔬菜增加體內纖維質，以幫助排便。

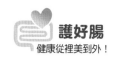

　　民眾即使心中認定是吃了某個外食店，造成身體不舒服，但翁慧玲營養師坦言，除非是大規模集體食物中毒，否則一般情形下恐難舉證、更難求償，自保方式就是選擇有信譽的店家。

（採訪整理／張雅雯）

睜大眼
如何分辨餐廳是否衛生？

台大醫院營養部營養師翁慧玲表示，多數人看不到外食店的廚房，是否合乎食品衛生規範，必須靠衛生單位的稽查措施，民眾只能透過外在的線索，判斷這家店是否注重衛生，比如店家打菜時是否戴手套、外場環境是否清潔、碗筷是否擺在地上洗等，網路上他人的經驗分享也可以提供參考。

為自己打造黃金級健康腸道！

文／葉雅馨（大家健康雜誌總編輯）

　　現代人的外食比例偏高，飲食偏西化，加上生活作息不正常，不少人都有腸道疾病的困擾。如果飲食習慣又喜好高脂肪、低纖維、多紅肉，並缺乏運動，大腸癌的發生機率也會比一般人高。在臺灣，平均每37分鐘就有1人被診斷出大腸癌，除此，從癌症基金會去年進行的大腸癌篩檢活動的調查發現：30到39歲的族群，有高達51％的比率，被發現有息肉，其實息肉就是大腸癌的前兆。

　　《護好腸，健康從裡美到外》這本新書，不僅適合一般人做為預防腸道疾病的參考用書，也適合做為全家人的腸道守護書。書中介紹成人與小孩常見的腸道疾病，也告訴讀者如何遠離脹氣、腸躁、潰瘍等腸道小毛病。在預防大腸癌

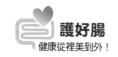

上，本書也告訴讀者如何選擇篩檢，甚至從排便問題看出腸道健康。

想要腸道健康，吃對食物很重要。其實，別再費心尋覓腸道保養品，本書整理出能幫你顧好腸的6大食物，並教導如何吃對膳食纖維、益生菌，打造黃金級健康腸道。

在食安風暴下，我們也特別增加實用的飲食保「腸」祕訣，加入食安觀點，教你安心護好腸。教讀者分辨、遠離「偽」食物，懂得用油「腸」識，安心吃對食物，實踐健康無毒的飲食生活。

本書感謝林口長庚醫院胃腸科教授陳邦基、台灣小腸醫學會理事長邱正堂教授兩位專業醫師，為本書審訂推薦。

期望《護好腸，健康從裡美到外》這本書，透過簡單易懂的文字，以及圖表、小常識的整理，讓讀者輕鬆學會保健「腸」識。

保健生活系列

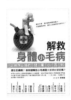

解救身體小毛病：上班族必備的健康小百科
定價／320元　總編輯／葉雅馨

本書針對上班族最常遭遇的小毛病困擾，包括頭痛、感冒、胃痛、牙痛、失眠、過敏、肚子痛、眼睛痠痛、腰痠背痛等大疼小痛，一一深入解析，快速解決你對身體小毛病的疑惑！

用對方法，關節不痛
定價／250元　總編輯／葉雅馨

你知道生活中哪些傷害關節的動作要避免？如果關節炎纏身，痠痛就要跟定一輩子？本書教你正確保養關節的祕訣，從觀念、飲食、治療到居家照護的方法，圖文並茂呈現，讓你輕鬆了解關節健康，生活零阻礙！

做個骨氣十足的女人─骨質疏鬆全防治
定價／220元　策劃／葉金川　編著／董氏基金會

作者群含括國內各大醫院的醫師，以其對骨質疏鬆症豐富的臨床經驗與醫學研究，期望透過此書的出版，民眾對骨質疏鬆症具有更深入的認識，並將預防的觀念推廣至社會大眾。

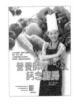

做個骨氣十足的女人─營養師的鈣念廚房
定價／250元　策劃／葉金川　作者／鄭金寶

詳載各道菜餚的烹飪步驟及所需準備的各式食材，並在文中註名此道菜的含鈣量及其他營養價值。讀者可依口味自行安排餐點，讓您吃得健康的同時，又可享受到美味。

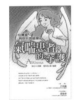

氣喘患者的守護─11位專家與你共同抵禦
定價／260元　策劃／葉金川　審閱／江伯倫

氣喘是可以預防與良好控制的疾病，關鍵在於我們對氣喘的認識多寡，以及日常生活細節的注意與實踐。本書從認識氣喘開始，介紹氣喘的病因、藥物治療與病患的照顧方式，為何老是復發？面臨季節轉換、運動、感染疾病時應有的預防觀念，進一步教導讀者自我照顧與居家、工作的防護原則，強壯呼吸道機能的體能鍛鍊；最後以問答的方式，重整氣喘的各項相關知識，提供氣喘患者具體可行的保健方式。

保健生活系列

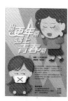

當更年期遇上青春期
定價／280元　編著／大家健康雜誌　總編輯／葉雅馨

更年期與青春期，有著相對不同的生理變化，兩個世代處於一個屋簷下，不免迸出火花，妳或許會氣孩子不懂妳的心，可是想化解親子代溝，差異卻一直存在……想成為孩子的大朋友？讓孩子聽媽媽的話？想解決更年期惱人身心問題？自在享受更年期，本書告訴妳答案！

男人的定時炸彈─前列腺
定價／220元　策劃／葉金川　作者／蒲永孝

前列腺是男性獨有的神祕器官，之所以被稱為「男人的定時炸彈」，是因為它平常潛伏在骨盆腔深處。年輕時，一般人感覺不到它的存在；但是年老時，又造成相當比例的男性朋友很大的困擾，甚至因前列腺癌，而奪走其寶貴的生命。本書從病患的角度，具體解釋前列腺發炎、前列腺肥大及前列腺癌的症狀與檢測方式，各項疾病的治療方式、藥物使用及副作用的產生，採圖文並茂的編排，讓讀者能一目了然。

健康樂活系列

照顧父母，這樣做才安心
定價／280元　總編輯／葉雅馨

本書教你全方位「懂老」：察覺老人家的需求與不適，做對貼心的健康照護及生活協助，孝親才能不留遺憾！教你不用「怕老」：儲存健康資本，為自己的老後做好準備，快樂迎接熟齡生活！

養好胃，身體自然變年輕！
定價／250元　總編輯／葉雅馨

想要身體回春變年輕？本書為你找到真正維持青春的關鍵祕密！你知道養好胃的重要嗎？維持青春好氣色的關鍵就在「胃」。胃部的健康，主宰人體的營養供應，若消化吸收力弱，免疫力下降，氣色自然不好，想要比實際年齡看來還年輕，就要趕快懂得如何「養好胃」的健康！

預約膝力人生：膝蓋要好，這樣保養才對！
定價／250元　總編輯／葉雅馨

本書除了教你認識膝關節、正確的保養知識，更有運動防護的實戰解答，尤其瘋路跑、迷上路跑，又怕傷膝蓋怎麼辦？本書完整教你：正確的跑步方式，跑步前後該注意的事項，如何預防膝蓋傷害、如何透過練習、聰明飲食，讓自己身體更有能量！

健康樂活系列

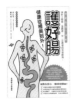

護好腸，健康從裡美到外！
定價／280元　總編輯／葉雅馨

想食在安心、腸保健康，實踐健康無毒的飲食生活嗎？本書教你易懂該做的保健「腸」識，告訴你可以擁有好腸道的實用祕訣。食安風暴下，本書教你自保的用油知識，教你分辨真假食物，為自己調整飲食習慣。

悅讀精選系列

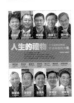

人生的禮物：10個董事長教你逆境再起的力量
定價／280元　總編輯／葉雅馨

跟著10個超級董事長，學成功經驗與人生歷練！本書集結王品集團董事長戴勝益、美吾華懷特生技集團董事長李成家、台達電子董事長海英俊、全家便利商店董事長潘進丁、和泰興業董事長蘇一仲、八方雲集董事長林家鈺、合隆毛廠董事長陳焜耀、億光電子董事長葉寅夫、康軒文教董事長李萬吉、宏全國際董事長戴宏全等10個知名企業領導人，收錄他們精彩的故事與人生歷練。

用心就有感：開啟你工作與生活的幸福思維
定價／300元　作者／賴東明

廣告教父賴東明濃縮八十年的人生閱歷，將自己工作與生活的經驗淬鍊，提供讀者一生受用的領悟！本書可為你解開工作經常遇到的難題，點出生活空虛的盲點與煩惱，開啟你對工作與生活的幸福思維！只要用心，就能創造自己的有感人生！

心靈關係系列

生命的奇幻旅程：啟迪心靈成長的6個故事
定價／350元　作者／堀貞一郎　譯者／賴東明

如果有一隻魔法鉛筆，能夠讓你畫出想要的東西，實現願望，你想畫什麼？想體會不同的生命價值，展開一段有憂傷、有甜美的人生旅程嗎？日本創意大師堀貞一郎與臺灣廣告教父賴東明，聯手打造讓你重拾童心，重新體悟人生的真情有感書！

紓壓：找到工作的幸福感
定價／280元　總編輯／葉雅馨

為什麼有人可以輕鬆搞定壓力，壓力愈大業績愈好？為什麼愈快樂的員工，生產力、銷售成績比一般員工高？想要樂在工作、提升職場競爭力嗎？搞懂紓壓的祕訣與情緒管理的技巧，你就能掌握職場成功的關鍵！

公共衛生系列

公益的力量：董氏基金會30周年專書
定價／300元

董氏基金會致力於菸害防制、心理衛生、食品營養等工作，全方位關懷全民身心健康，在公益的路上，展現公益的價值，顯現公益的力量。30年來，感謝所有人的鼓勵與支持，陪我們一點一滴的成長。守護全民的健康，是董氏基金會永遠的堅持和承諾！

公益的軌跡
定價／260元　策劃／葉金川　作者／張慧中、劉敬姮

記錄董氏基金會創辦人嚴道自大陸到香港、巴西，輾轉來到台灣的歷程，很少人能夠像他有這樣的機會，擁有如此豐富的人生閱歷。他的故事，是一部真正有色彩、有內涵的美麗人生，從平凡之中看見大道理，從一點一滴之中，看見一個把握原則、堅持到底、熱愛生命、關懷社會，真正是「一路走來，始終如一」的勇者。

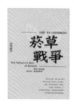

菸草戰爭
定價／250元　策劃／葉金川　作者／林妏純、詹建富

這本書描述台灣菸害防制工作的歷程，並記錄這項工作所有無名英雄的成就，從中美菸酒談判、菸害防制法的通過、菸品健康捐的開徵等。定名「菸草戰爭」，「戰爭」一詞主要是形容在菸害防制過程中的激烈與堅持，雖然戰爭是殘酷的，卻也是不得已的手段，而與其說這是反菸團體與菸商的對決、或是吸菸者心中存在戒菸與否的猶豫掙扎，不如說這本書的戰爭指的是人類面對疾病與健康的選擇。

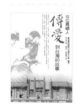

12位異鄉人傳愛到台灣的故事
定價／300元　編著／羅東聖母醫院口述歷史小組

你願意把60年的時光，無私奉獻在一個團體、一個島嶼、一群與你「語言不通」、「文化不同」的人身上？本書敘述著12個異國人，從年少就到台灣，他們一輩子把最精華的青春，都留在台灣的偏遠地區，為殘障者、智障者、結核病患、小兒麻痺兒童、失智老人、原住民、弱勢者服務，他們是一群比台灣人更愛台灣人的異鄉人……

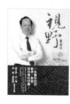

視野
定價／300元　作者／葉金川

侯文詠、孫越、徐一鳴、謝孟雄，感動專文推薦！
葉金川用一個又一個心情故事，讓像我這樣讀者明白：不管在什麼領域，只要存有夢想和實踐的承諾，它們一樣是有趣的！──侯文詠（作家）
書中有很多他的真情告白、對社會的關懷，與孩子一起築夢及讓人會心一笑的動人故事。──孫越（終身義工）

繽紛人生系列

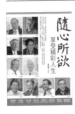

隨心所欲
享受精彩人生
定價／320元　總編輯／葉雅馨

面對人生的困局，接踵而至的挑戰，該如何應對？在不確定的年代，10位70歲以上的長者，以自己的人生歷練，告訴你安心的處世哲學與生命智慧。書中你可以學到生涯規畫、工作管理、心靈成長、愛情經營、生命教育、養生方法等多元的思考，打造屬於自己的成功幸福人生。

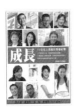

成長－11位名人偶像的青春紀事
定價／250元　總編輯／葉雅馨

人不輕狂枉少年，成長總有酸甜苦澀事。11個最動人真摯的故事，給遇到困境挫折的你，最無比的鼓勵與勇敢面對的力量。

運動紓壓系列

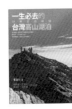

《行男百岳物語》一生必去的台灣高山湖泊
定價／280元　作者／葉金川

這是關於一位積極行動的男子和山友完成攀登百岳的故事。書裡有人與自然親近的驚險感人故事，也有一則則登高山、下湖泊的記趣；跟著閱讀的風景，你可窺見台灣高山湖泊之美。

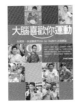

大腦喜歡你運動－
台灣第一本運動提升EQ、IQ、HQ的生活實踐版
定價／280元　總編輯／葉雅馨

生活中總被「壓力」追著跑？想要心情好、記憶強、學習力佳？本書揭示運動不只訓練肌肉，還能增進智力商數IQ、情緒商數EQ以及健康商數HQ。除了提供多種輕鬆上手的運動、更有精彩人物分享運動抗壓心得，讓你用「運動」戰勝壓力！

護好腸，健康從裡美到外！

想要無毒一身輕，預防大腸癌、直腸癌，你一定要懂的保健腸識！

總　編　輯／葉雅馨
主　　　編／楊育浩
執　行　編　輯／蔡睿榮、林潔女
文　字　採　訪／梁雲芳、張慧心、葉語容
封　面　設　計／比比司設計工作室
內　頁　排　版／陳品方

出　版　發　行／財團法人董氏基金會《大家健康》雜誌
發行人暨董事長／謝孟雄
執　行　長／姚思遠

地　　　址／臺北市復興北路57號12樓之3
服　務　電　話／02-27766133#252
傳　真　電　話／02-27522455、02-27513606

大家健康雜誌網址／www.jtf.org.tw/health
大家健康雜誌部落格／jtfhealth.pixnet.net/blog
大家健康雜誌粉絲團／www.facebook.com/happyhealth

郵　政　劃　撥／07777755
戶　　　名／財團法人董氏基金會

總　經　銷／聯合發行股份有限公司
電　　　話／02-29178022#122
傳　　　真／02-29157212

法律顧問／眾勤國際法律事務所
印刷製版／恆新彩藝有限公司
版權所有‧翻印必究

出版日期／2014年12月17日初版
定價／新臺幣280元
本書如有缺頁、裝訂錯誤、破損請寄回更換
歡迎團體訂購，另有專案優惠，
請洽02-27766133#252

國家圖書館出版品預行編目(CIP)資料

護好腸，健康從裡美到外！：想要無毒一身輕，
預防大腸癌、直腸癌,你一定要懂的保健腸識! /
葉雅馨總編輯. -- 初版. -- 臺北市：董氏基金會
<<大家健康>>雜誌, 2014.12
　面；　公分
ISBN 978-986-90432-3-6(平裝)
1.腸道病毒 2.健康法

415.55　　　　　　　　　　　103022986